I0706556

Chapitre 1: Introduction Ã une vie saine au XXIe
siÃ¨cle

Au XXIe siÃ¨cle, la santÃ© est devenue une
prÃ©occupation majeure pour de nombreuses personnes.
Avec l'augmentation des maladies chroniques et des
problÃ¨mes de santÃ© liÃ©s au mode de vie, il est
devenu essentiel de prendre des mesures pour
prÃ©server notre bien-Ãªtre physique et mental. Une
vie saine est un Ã©quilibre entre une alimentation
Ã©quilibrÃ©e, une activitÃ© physique rÃ©guliÃ¨re, une
bonne gestion du stress et des habitudes de vie
saines. Dans cet article, nous explorerons les
diffÃ©rentes facettes d'une vie saine au XXIe siÃ¨cle
et les avantages qu'elle peut apporter.

Une alimentation Ã©quilibrÃ©e est la base d'une vie
saine. Au XXIe siÃ¨cle, nous sommes confrontÃ©s Ã une
abondance de choix alimentaires, ce qui rend parfois
difficile de faire les bons choix. Cependant, il est
essentiel de consommer une variÃ©tÃ© d'aliments
provenant de toutes les catÃ©gories alimentaires, y
compris des fruits et lÃ©gumes, des protÃ©ines
maigres, des grains entiers et des graisses saines.
Ã‰viter les aliments transformÃ©s riches en sucres
ajoutÃ©s, en gras saturÃ©s et en sodium est Ã©galement
crucial pour maintenir une bonne santÃ©. Une
alimentation Ã©quilibrÃ©e fournit les nutriments
nÃ©cessaires pour soutenir le fonctionnement optimal
de notre corps et prÃ©venir les maladies.

En plus d'une alimentation Ã©quilibrÃ©e, l'activitÃ©
physique rÃ©guliÃ¨re est essentielle pour maintenir
une vie saine au XXIe siÃ¨cle. Avec les avancÃ©es
technologiques, de nombreuses personnes passent de
plus en plus de temps assises devant un Ã©cran. Cela a
conduit Ã une augmentation de la sÃ©dentaritÃ© et Ã
une diminution de l'activitÃ© physique. Pour contrer
cela, il est recommandÃ© de faire au moins 150 minutes
d'activitÃ© physique modÃ©rÃ©e par semaine. Cela peut
inclure la marche, la course, le vÃ©lo, la natation ou
tout autre type d'exercice qui vous plaÃ®t.
L'activitÃ© physique rÃ©guliÃ¨re aide Ã maintenir un
poids santÃ©, Ã renforcer les muscles et les os, Ã

amÃ©liorer la santÃ© cardiovasculaire et Ã rÃ©duire le risque de maladies chroniques telles que le diabÃ¨te de type 2 et les maladies cardiaques.

Outre l'alimentation et l'activitÃ© physique, la gestion du stress est un aspect crucial d'une vie saine au XXIe siÃ¨cle. Le rythme de vie effrÃ©nÃ©, les exigences professionnelles et les pressions sociales peuvent tous contribuer Ã un niveau Ã©levÃ© de stress. Des niveaux Ã©levÃ©s de stress peuvent avoir un impact nÃ©gatif sur notre santÃ© mentale et physique. Il est donc important de trouver des moyens efficaces de gÃ©rer le stress. Cela peut inclure des techniques de relaxation telles que la mÃ©ditation, le yoga ou la respiration profonde. Il est Ã©galement essentiel de prendre le temps de se dÃ©tendre et de se reposer, en s'assurant d'avoir suffisamment de sommeil de qualitÃ© chaque nuit.

Enfin, adopter des habitudes de vie saines est essentiel pour maintenir une vie saine au XXIe siÃ¨cle. Cela inclut des habitudes telles que ne pas fumer, limiter la consommation d'alcool, Ã©viter les drogues illicites et pratiquer des relations sexuelles sÃ»res. Ces habitudes peuvent rÃ©duire le risque de maladies graves telles que le cancer, les maladies cardiaques et les infections sexuellement transmissibles. Il est Ã©galement important de prendre soin de notre hygiÃ¨ne personnelle en se lavant rÃ©guliÃ¨rement les mains, en se brossant les dents et en se protÃ©geant du soleil avec une crÃ¨me solaire.

En conclusion, une vie saine au XXIe siÃ¨cle est un Ã©quilibre entre une alimentation Ã©quilibrÃ©e, une activitÃ© physique rÃ©guliÃ¨re, une bonne gestion du stress et des habitudes de vie saines. En adoptant ces pratiques, nous pouvons prÃ©server notre bien-Ãªtre physique et mental, rÃ©duire le risque de maladies chroniques et amÃ©liorer notre qualitÃ© de vie. Il est temps de prendre notre santÃ© en main et de faire des choix qui nous permettent de vivre une vie saine et Ã©panouiss Ã©e au XXIe siÃ¨cle.

Chapitre 2: Les bases d'une alimentation Ã©quilibrÃ©e

Une alimentation Ã©quilibrÃ©e est essentielle pour
maintenir une bonne santÃ© et prÃ©venir les maladies.
Elle fournit Ã notre corps les nutriments dont il a
besoin pour fonctionner correctement et nous permet de
nous sentir bien dans notre peau. Les bases d'une
alimentation Ã©quilibrÃ©e reposent sur la consommation
d'une variÃ©tÃ© d'aliments provenant de tous les
groupes alimentaires, en quantitÃ©s appropriÃ©es.

Le premier groupe alimentaire essentiel est celui des
fruits et lÃ©gumes. Ils sont riches en vitamines,
minÃ©raux, fibres et antioxydants, qui aident Ã
renforcer notre systÃ¨me immunitaire et Ã prÃ©venir
les maladies. Il est recommandÃ© de consommer au moins
cinq portions de fruits et lÃ©gumes par jour. Ils
peuvent Ãªtre consommÃ©s frais, cuits, en jus ou en
smoothies. Les lÃ©gumes peuvent Ãªtre ajoutÃ©s aux
plats principaux, aux salades ou aux soupes, tandis
que les fruits peuvent Ãªtre consommÃ©s en collation
ou ajoutÃ©s aux cÃ©rÃ©ales ou aux yaourts.

Le deuxiÃ¨me groupe alimentaire important est celui
des cÃ©rÃ©ales complÃ¨tes. Ils sont riches en fibres,
en vitamines B et en minÃ©raux. Les cÃ©rÃ©ales
complÃ¨tes comprennent le riz brun, le pain complet,
les pÃ¢tes complÃ¨tes et les cÃ©rÃ©ales complÃ¨tes.
Ils fournissent une Ã©nergie durable et aident Ã
maintenir un niveau de sucre dans le sang stable. Il
est recommandÃ© de consommer des cÃ©rÃ©ales complÃ¨tes
Ã chaque repas, en privilÃ©giant les versions non
transformÃ©es et non raffinÃ©es.

Le troisiÃ¨me groupe alimentaire important est celui
des protÃ©ines. Les protÃ©ines sont essentielles pour
la croissance et la rÃ©paration des tissus, ainsi que
pour la production d'enzymes et d'hormones. Les
sources de protÃ©ines comprennent la viande maigre, la
volaille, le poisson, les Å"ufs, les lÃ©gumineuses,
les noix et les graines. Il est recommandÃ© de
consommer des protÃ©ines Ã chaque repas, en
privilÃ©giant les sources maigres et en limitant la
consommation de viandes transformÃ©es et d'aliments
frits.

Le quatriÃ¨me groupe alimentaire important est celui
des produits laitiers. Ils sont riches en calcium, en

vitamine D et en protÃ©ines. Les produits laitiers comprennent le lait, le fromage, le yaourt et le kÃ©fir. Ils aident Ã renforcer les os et les dents, ainsi qu'Ã maintenir un bon Ã©quilibre Ã©lectrolytique. Il est recommandÃ© de consommer des produits laitiers Ã chaque repas, en privilÃ©giant les versions faibles en matiÃ¨res grasses ou sans matiÃ¨res grasses.

Le dernier groupe alimentaire important est celui des matiÃ¨res grasses et des huiles. Les matiÃ¨res grasses et les huiles sont essentielles pour notre corps, car elles fournissent de l'Ã©nergie et aident Ã absorber les vitamines liposolubles. Il est recommandÃ© de consommer des matiÃ¨res grasses et des huiles en quantitÃ©s modÃ©rÃ©es, en privilÃ©giant les sources saines telles que les avocats, les noix, les graines et les huiles vÃ©gÃ©tales non raffinÃ©es.

En plus de ces groupes alimentaires, il est important de boire suffisamment d'eau chaque jour pour maintenir une bonne hydratation. L'eau aide Ã Ã©liminer les toxines de notre corps, Ã rÃ©guler notre tempÃ©rature corporelle et Ã maintenir un bon fonctionnement de nos organes. Il est recommandÃ© de boire au moins huit verres d'eau par jour, et plus si vous Ãªtes actif ou si vous vivez dans un climat chaud.

En rÃ©sumÃ©, une alimentation Ã©quilibrÃ©e repose sur la consommation d'une variÃ©tÃ© d'aliments provenant de tous les groupes alimentaires, en quantitÃ©s appropriÃ©es. Il est important de consommer des fruits et lÃ©gumes, des cÃ©rÃ©ales complÃ¨tes, des protÃ©ines, des produits laitiers, des matiÃ¨res grasses et des huiles, ainsi que de boire suffisamment d'eau. Une alimentation Ã©quilibrÃ©e nous aide Ã maintenir une bonne santÃ©, Ã prÃ©venir les maladies et Ã nous sentir bien dans notre peau.

Chapitre 3: Les bienfaits des fruits et lÃ©gumes dans notre alimentation

Les fruits et lÃ©gumes sont des Ã©lÃ©ments essentiels d'une alimentation Ã©quilibrÃ©e et saine. Ils regorgent de nutriments, de vitamines, de minÃ©raux et de fibres qui sont bÃ©nÃ©fiques pour notre santÃ©.

Leur consommation rÃ©guliÃ¨re peut avoir de nombreux
bienfaits sur notre corps et notre bien-Ãªtre
gÃ©nÃ©ral.

Tout d'abord, les fruits et lÃ©gumes sont riches en
vitamines et en minÃ©raux. Ils sont une source
importante de vitamine C, de vitamine A, de vitamine
K, de vitamine E, de potassium et de magnÃ©sium, entre
autres. Ces nutriments sont essentiels pour le bon
fonctionnement de notre corps. La vitamine C, par
exemple, renforce notre systÃ¨me immunitaire et nous
aide Ã lutter contre les infections. La vitamine A
est importante pour la santÃ© de nos yeux et de notre
peau. Le potassium et le magnÃ©sium sont nÃ©cessaires
pour maintenir une pression artÃ©rielle saine et pour
le bon fonctionnement de nos muscles et de notre
systÃ¨me nerveux.

De plus, les fruits et lÃ©gumes sont riches en fibres.
Les fibres sont essentielles pour une digestion saine.
Elles aident Ã prÃ©venir la constipation, Ã rÃ©guler
notre transit intestinal et Ã maintenir un poids
santÃ©. Les fibres alimentaires peuvent Ã©galement
aider Ã rÃ©duire le risque de maladies
cardiovasculaires, de diabÃ¨te de type 2 et de
certains types de cancer, tels que le cancer du
cÃ´lon. Elles favorisent Ã©galement la satiÃ©tÃ©, ce
qui peut nous aider Ã contrÃ´ler notre appÃ©tit et Ã
maintenir un poids santÃ©.

Les fruits et lÃ©gumes sont Ã©galement riches en
antioxydants. Les antioxydants sont des composÃ©s qui
aident Ã protÃ©ger notre corps contre les dommages
causÃ©s par les radicaux libres. Les radicaux libres
sont des molÃ©cules instables qui peuvent endommager
nos cellules et contribuer au vieillissement
prÃ©maturÃ© et Ã certaines maladies, telles que les
maladies cardiaques et le cancer. Les antioxydants
prÃ©sents dans les fruits et lÃ©gumes, tels que les
vitamines C et E, le bÃªta-carotÃ¨ne et les
flavonoÃ¯des, aident Ã neutraliser les radicaux
libres et Ã protÃ©ger notre corps contre ces
dommages.

En outre, les fruits et lÃ©gumes sont faibles en
calories et en matiÃ¨res grasses, ce qui en fait des

aliments idÃ©aux pour maintenir un poids santÃ©. Ils
sont Ã©galement riches en eau, ce qui les rend
hydratants et rafraÃ®chissants. Les fruits et lÃ©gumes
peuvent Ãªtre consommÃ©s en collation, ajoutÃ©s aux
repas principaux ou utilisÃ©s dans des recettes pour
ajouter de la saveur et de la texture. Ils sont
polyvalents et peuvent Ãªtre prÃ©parÃ©s de
diffÃ©rentes maniÃ¨res, que ce soit crus, cuits,
grillÃ©s, en purÃ©e ou en jus.

La consommation rÃ©guliÃ¨re de fruits et lÃ©gumes peut
Ã©galement contribuer Ã la prÃ©vention de certaines
maladies chroniques. Des Ã©tudes ont montrÃ© que les
personnes qui consomment rÃ©guliÃ¨rement des fruits et
lÃ©gumes ont un risque rÃ©duit de maladies
cardiovasculaires, d'hypertension, de diabÃ¨te de type
2, d'obÃ©sitÃ© et de certains types de cancer. Les
nutriments et les composÃ©s bioactifs prÃ©sents dans
les fruits et lÃ©gumes, tels que les fibres, les
antioxydants et les phytochimiques, ont des effets
protecteurs sur notre santÃ© et peuvent aider Ã
rÃ©duire l'inflammation, Ã renforcer notre systÃ¨me
immunitaire et Ã prÃ©venir les dommages cellulaires.

Il est recommandÃ© de consommer au moins cinq portions
de fruits et lÃ©gumes par jour. Une portion Ã©quivaut
Ã environ 80 grammes, ce qui correspond Ã une
poignÃ©e de fruits ou de lÃ©gumes. Il est prÃ©fÃ©rable
de consommer une variÃ©tÃ© de fruits et lÃ©gumes de
diffÃ©rentes couleurs, car chaque couleur reprÃ©sente
des nutriments diffÃ©rents. Par exemple, les fruits et
lÃ©gumes rouges, tels que les tomates et les fraises,
sont riches en lycopÃ¨ne, un antioxydant qui peut
aider Ã rÃ©duire le risque de certains cancers. Les
fruits et lÃ©gumes verts, tels que les Ã©pinards et
les brocolis, sont riches en vitamine K et en acide
folique, qui sont importants pour la santÃ© des os, la
coagulation sanguine et la santÃ© du cÅ“ur. Les fruits
et lÃ©gumes orange et jaunes, tels que les carottes et
les oranges, sont riches en vitamine C et en bÃªta-
carotÃ¨ne, qui sont bÃ©nÃ©fiques pour la santÃ© des
yeux, la peau et le systÃ¨me immunitaire. Les fruits
et lÃ©gumes violets et bleus, tels que les myrtilles
et les aubergines, sont riches en anthocyanes, des
antioxydants qui peuvent aider Ã protÃ©ger contre les

maladies cardiovasculaires et le vieillissement
prÃ©maturÃ©.

Il est important de noter que la consommation de
fruits et lÃ©gumes frais est prÃ©fÃ©rable, car ils
conservent la plupart de leurs nutriments et de leurs
bienfaits pour la santÃ©. Cependant, si les fruits et
lÃ©gumes frais ne sont pas disponibles, les fruits et
lÃ©gumes surgelÃ©s ou en conserve peuvent Ãªtre une
alternative acceptable. Il est prÃ©fÃ©rable d'Ã©viter
les fruits et lÃ©gumes en conserve qui contiennent des
sirops ou des sauces sucrÃ©es, car ils peuvent Ãªtre
riches en sucre et en calories.

En conclusion, les fruits et lÃ©gumes sont des
Ã©lÃ©ments essentiels d'une alimentation Ã©quilibrÃ©e
et saine. Leur consommation rÃ©guliÃ¨re peut avoir de
nombreux bienfaits pour notre santÃ©, notamment en
fournissant des vitamines, des minÃ©raux, des fibres
et des antioxydants. Ils peuvent aider Ã prÃ©venir
les maladies chroniques, Ã maintenir un poids santÃ©,
Ã renforcer notre systÃ¨me immunitaire et Ã
amÃ©liorer notre bien-Ãªtre gÃ©nÃ©ral. Il est
recommandÃ© de consommer au moins cinq portions de
fruits et lÃ©gumes par jour, en privilÃ©giant une
variÃ©tÃ© de couleurs et de types pour obtenir une
gamme complÃ¨te de nutriments.

Chapitre 4: Les protÃ©ines maigres et leur rÃ´le dans
une alimentation saine

Les protÃ©ines sont un macronutriment essentiel dans
notre alimentation. Elles jouent un rÃ´le crucial dans
la construction et la rÃ©paration des tissus, la
production d'enzymes et d'hormones, ainsi que dans le
maintien d'un systÃ¨me immunitaire fort. Les
protÃ©ines maigres sont particuliÃ¨rement bÃ©nÃ©fiques
pour notre santÃ©, car elles fournissent des
nutriments essentiels sans ajouter de graisses
saturÃ©es ou de cholestÃ©rol Ã notre alimentation.

Les protÃ©ines maigres sont des sources de protÃ©ines
qui contiennent peu de matiÃ¨res grasses et de
calories. Elles sont gÃ©nÃ©ralement riches en
protÃ©ines de haute qualitÃ©, qui fournissent tous les
acides aminÃ©s essentiels nÃ©cessaires Ã notre corps.

Les protÃ©ines maigres peuvent provenir de
diffÃ©rentes sources, notamment de la viande maigre,
de la volaille, du poisson, des Å"ufs, des
lÃ©gumineuses, des produits laitiers faibles en
matiÃ¨res grasses et des fruits de mer.

L'une des principales raisons pour lesquelles les
protÃ©ines maigres sont bÃ©nÃ©fiques pour notre santÃ©
est qu'elles peuvent aider Ã maintenir un poids
santÃ©. Les protÃ©ines sont plus rassasiantes que les
glucides ou les graisses, ce qui signifie qu'elles
peuvent nous aider Ã nous sentir rassasiÃ©s plus
longtemps et Ã rÃ©duire les fringales. En incluant
des protÃ©ines maigres dans nos repas et collations,
nous pouvons maintenir un Ã©quilibre Ã©nergÃ©tique et
Ã©viter de trop manger. Cela peut Ãªtre
particuliÃ¨rement utile pour les personnes qui
cherchent Ã perdre du poids ou Ã maintenir un poids
santÃ©.

Les protÃ©ines maigres peuvent Ã©galement Ãªtre
bÃ©nÃ©fiques pour la santÃ© cardiaque. Contrairement
aux protÃ©ines riches en matiÃ¨res grasses, les
protÃ©ines maigres sont gÃ©nÃ©ralement faibles en gras
saturÃ©s et en cholestÃ©rol, qui sont associÃ©s Ã un
risque accru de maladies cardiovasculaires. En
remplaÃ§ant les sources de protÃ©ines riches en
matiÃ¨res grasses par des protÃ©ines maigres, nous
pouvons rÃ©duire notre consommation de gras saturÃ©s
et de cholestÃ©rol, ce qui peut aider Ã maintenir des
taux de cholestÃ©rol sains et Ã rÃ©duire le risque de
maladies cardiaques.

De plus, les protÃ©ines maigres peuvent Ãªtre
bÃ©nÃ©fiques pour la santÃ© musculaire. Les protÃ©ines
sont essentielles pour la croissance et la rÃ©paration
des tissus musculaires. Lorsque nous faisons de
l'exercice, nos muscles subissent des micro-
dÃ©chirures qui doivent Ãªtre rÃ©parÃ©es pour
favoriser la croissance musculaire. Les protÃ©ines
maigres fournissent les acides aminÃ©s nÃ©cessaires Ã
la rÃ©paration des tissus musculaires, ce qui peut
aider Ã amÃ©liorer la rÃ©cupÃ©ration aprÃ¨s
l'exercice et Ã favoriser la croissance musculaire.

Les protÃ©ines maigres peuvent Ã©galement Ãªtre
bÃ©nÃ©fiques pour la santÃ© osseuse. Les protÃ©ines
jouent un rÃ´le important dans la formation et le
maintien de la densitÃ© osseuse. Une consommation
adÃ©quate de protÃ©ines, en particulier de protÃ©ines
maigres, peut aider Ã prÃ©venir la perte osseuse
liÃ©e Ã l'Ã¢ge et Ã rÃ©duire le risque
d'ostÃ©oporose. Il est important de noter que les
protÃ©ines maigres sont souvent associÃ©es Ã d'autres
nutriments importants pour la santÃ© des os, tels que
le calcium et la vitamine D. Il est donc essentiel de
maintenir une alimentation Ã©quilibrÃ©e et de veiller
Ã obtenir suffisamment de ces nutriments.

Enfin, les protÃ©ines maigres peuvent Ãªtre
bÃ©nÃ©fiques pour la santÃ© globale. Elles sont une
source importante de nutriments essentiels, tels que
le fer, le zinc, le magnÃ©sium et les vitamines B. Ces
nutriments sont nÃ©cessaires pour de nombreuses
fonctions corporelles, notamment la production
d'Ã©nergie, la formation des globules rouges, le
maintien d'un systÃ¨me immunitaire fort et la
rÃ©gulation du mÃ©tabolisme. En incluant des
protÃ©ines maigres dans notre alimentation, nous
pouvons nous assurer que nous obtenons ces nutriments
essentiels pour soutenir notre santÃ© globale.

Il est recommandÃ© de consommer des protÃ©ines maigres
dans le cadre d'une alimentation Ã©quilibrÃ©e. Les
besoins en protÃ©ines varient en fonction de l'Ã¢ge,
du sexe, du niveau d'activitÃ© physique et des
objectifs individuels. En gÃ©nÃ©ral, il est
recommandÃ© de consommer environ 0,8 Ã 1 gramme de
protÃ©ines par kilogramme de poids corporel par jour.
Cependant, les besoins en protÃ©ines peuvent Ãªtre
plus Ã©levÃ©s pour les personnes actives ou celles qui
cherchent Ã dÃ©velopper leur masse musculaire.

Il existe de nombreuses sources de protÃ©ines maigres
qui peuvent Ãªtre incluses dans notre alimentation
quotidienne. Les viandes maigres, comme le poulet, la
dinde et le bÅ"uf maigre, sont d'excellentes sources
de protÃ©ines maigres. Les poissons, tels que le
saumon, le thon et la truite, sont Ã©galement riches
en protÃ©ines et en acides gras omÃ©ga-3 bÃ©nÃ©fiques
pour la santÃ© cardiaque. Les Å"ufs sont une autre

source de protÃ©ines maigres, et ils contiennent
Ã©galement des vitamines et des minÃ©raux importants.
Les lÃ©gumineuses, comme les haricots, les lentilles
et les pois chiches, sont des sources vÃ©gÃ©tales de
protÃ©ines maigres et sont Ã©galement riches en
fibres. Les produits laitiers faibles en matiÃ¨res
grasses, tels que le yaourt grec et le fromage
cottage, sont Ã©galement d'excellentes sources de
protÃ©ines maigres.

Il est important de noter que la qualitÃ© des
protÃ©ines est Ã©galement importante. Les protÃ©ines
complÃ¨tes, qui contiennent tous les acides aminÃ©s
essentiels, sont considÃ©rÃ©es comme de haute
qualitÃ©. Les protÃ©ines animales, comme celles
provenant de la viande, de la volaille, du poisson et
des produits laitiers, sont gÃ©nÃ©ralement des
protÃ©ines complÃ¨tes. Les protÃ©ines vÃ©gÃ©tales,
comme celles provenant des lÃ©gumineuses, des
cÃ©rÃ©ales et des noix, peuvent Ãªtre combinÃ©es pour
former des protÃ©ines complÃ¨tes en associant
diffÃ©rentes sources de protÃ©ines vÃ©gÃ©tales.

Il est Ã©galement important de noter que les
protÃ©ines maigres ne doivent pas Ãªtre consommÃ©es en
excÃ¨s. Une consommation excessive de protÃ©ines peut
entraÃ®ner une surcharge rÃ©nale et une augmentation
de la dÃ©gradation osseuse. Il est donc recommandÃ© de
maintenir un Ã©quilibre et de consommer une variÃ©tÃ©
d'aliments pour obtenir tous les nutriments
nÃ©cessaires Ã une alimentation Ã©quilibrÃ©e.

En conclusion, les protÃ©ines maigres sont
bÃ©nÃ©fiques pour notre santÃ© en fournissant des
nutriments essentiels, en aidant Ã maintenir un poids
santÃ©, en soutenant la santÃ© cardiaque, musculaire
et osseuse, et en contribuant Ã notre bien-Ãªtre
gÃ©nÃ©ral. Il est recommandÃ© de consommer des
protÃ©ines maigres dans le cadre d'une alimentation
Ã©quilibrÃ©e et de choisir des sources de protÃ©ines
maigres, telles que la viande maigre, la volaille, le
poisson, les Å"ufs, les lÃ©gumineuses et les produits
laitiers faibles en matiÃ¨res grasses.

Chapitre 5: Les avantages des grains entiers pour
notre santÃ©

Les grains entiers sont des aliments riches en nutriments qui offrent de nombreux avantages pour notre santÃ©. Contrairement aux grains raffinÃ©s, qui ont Ã©tÃ© transformÃ©s pour Ã©liminer certaines parties de l'enveloppe du grain, les grains entiers conservent l'ensemble de leur contenu nutritionnel. Voici quelques-uns des avantages des grains entiers pour notre santÃ© :

1. Fournissent des nutriments essentiels : Les grains entiers sont une excellente source de nutriments essentiels tels que les fibres, les vitamines B, le fer, le magnÃ©sium et le sÃ©lÃ©nium. Les fibres alimentaires prÃ©sentes dans les grains entiers sont particuliÃ¨rement bÃ©nÃ©fiques pour la santÃ© digestive et la prÃ©vention des maladies cardiovasculaires.

2. RÃ©duisent le risque de maladies cardiovasculaires : Les Ã©tudes ont montrÃ© que la consommation rÃ©guliÃ¨re de grains entiers est associÃ©e Ã une rÃ©duction du risque de maladies cardiovasculaires. Les fibres solubles prÃ©sentes dans les grains entiers peuvent aider Ã rÃ©duire le taux de cholestÃ©rol LDL (mauvais cholestÃ©rol) dans le sang, ce qui contribue Ã maintenir la santÃ© du cÅ"ur.

3. Aident Ã maintenir un poids santÃ© : Les grains entiers sont riches en fibres, ce qui peut nous aider Ã nous sentir rassasiÃ©s plus longtemps et Ã contrÃ´ler notre appÃ©tit. Une consommation rÃ©guliÃ¨re de grains entiers peut donc Ã ªtre bÃ©nÃ©fique pour la gestion du poids et la prÃ©vention de l'obÃ©sitÃ©.

4. Favorisent la santÃ© digestive : Les fibres alimentaires prÃ©sentes dans les grains entiers sont essentielles pour une digestion saine. Elles favorisent le bon fonctionnement du systÃ¨me digestif en prÃ©venant la constipation et en nourrissant les bonnes bactÃ©ries prÃ©sentes dans notre intestin.

5. RÃ©duisent le risque de certains cancers : Des
    Ã©tudes ont montrÃ© que la consommation de grains
    entiers peut rÃ©duire le risque de certains
    cancers, tels que le cancer colorectal, le cancer
    du sein et le cancer de l'endomÃ¨tre. Les fibres
    et les antioxydants prÃ©sents dans les grains
    entiers peuvent jouer un rÃ´le protecteur contre
    le dÃ©veloppement de ces types de cancer.

6. Maintiennent la santÃ© cÃ©rÃ©brale : Les grains
    entiers sont riches en nutriments tels que la
    vitamine E, le zinc et les vitamines du groupe B,
    qui sont essentiels pour maintenir la santÃ©
    cÃ©rÃ©brale. Une alimentation riche en grains
    entiers peut contribuer Ã amÃ©liorer la mÃ©moire,
    la concentration et la santÃ© cognitive globale.

7. PrÃ©viennent le diabÃ¨te de type 2 : Les grains
    entiers ont un faible indice glycÃ©mique, ce qui
    signifie qu'ils n'entraÃ®nent pas de pic de sucre
    dans le sang. Une consommation rÃ©guliÃ¨re de
    grains entiers peut donc aider Ã prÃ©venir le
    diabÃ¨te de type 2 en rÃ©gulant la glycÃ©mie et en
    amÃ©liorant la sensibilitÃ© Ã l'insuline.

8. Favorisent une peau saine : Les grains entiers
    contiennent des antioxydants qui peuvent aider Ã
    protÃ©ger la peau contre les dommages causÃ©s par
    les radicaux libres et Ã maintenir une peau saine
    et Ã©clatante. Une alimentation riche en grains
    entiers peut Ã©galement contribuer Ã rÃ©duire les
    symptÃ´mes de certaines affections cutanÃ©es
    telles que l'acnÃ© et l'eczÃ©ma.

En conclusion, les grains entiers offrent de nombreux
avantages pour notre santÃ©. Ils sont riches en
nutriments essentiels, contribuent Ã maintenir un
poids santÃ©, favorisent la santÃ© digestive,
rÃ©duisent le risque de maladies cardiovasculaires et
de certains cancers, maintiennent la santÃ©
cÃ©rÃ©brale, prÃ©viennent le diabÃ¨te de type 2 et
favorisent une peau saine. IntÃ©grer des grains
entiers dans notre alimentation quotidienne est donc
une excellente faÃ§on de prendre soin de notre santÃ©
globale.

Chapitre 6: Les graisses saines et leur importance
dans notre alimentation

Les graisses sont souvent considÃ©rÃ©es comme des
ennemies de notre santÃ© et de notre silhouette.
Cependant, toutes les graisses ne sont pas mauvaises
pour notre corps. En fait, certaines graisses sont
essentielles pour notre santÃ© et doivent Ãªtre
incluses dans notre alimentation quotidienne. Ces
graisses saines, Ã©galement connues sous le nom de
graisses insaturÃ©es, jouent un rÃ´le crucial dans le
fonctionnement de notre corps et offrent de nombreux
avantages pour notre santÃ©. Dans ce chapitre, nous
explorerons l'importance des graisses saines dans
notre alimentation et les aliments qui en sont riches.

Tout d'abord, il est important de comprendre qu'il
existe diffÃ©rents types de graisses. Les deux
principaux types de graisses sont les graisses
saturÃ©es et les graisses insaturÃ©es. Les graisses
saturÃ©es, que l'on trouve principalement dans les
aliments d'origine animale et dans les produits
transformÃ©s, sont souvent considÃ©rÃ©es comme
malsaines en raison de leur lien avec les maladies
cardiovasculaires et d'autres problÃ¨mes de santÃ©.
Les graisses insaturÃ©es, en revanche, sont
considÃ©rÃ©es comme des graisses saines et
bÃ©nÃ©fiques pour notre corps.

Les graisses insaturÃ©es sont divisÃ©es en deux
catÃ©gories : les graisses monoinsaturÃ©es et les
graisses polyinsaturÃ©es. Les graisses monoinsaturÃ©es
se trouvent dans des aliments tels que les avocats,
les olives, les noix et les graines. Les graisses
polyinsaturÃ©es se trouvent dans des aliments tels que
les poissons gras, les graines de lin, les noix de
Grenoble et les huiles vÃ©gÃ©tales telles que l'huile
de soja, l'huile de tournesol et l'huile d'olive.

Les graisses saines sont importantes pour notre
alimentation pour plusieurs raisons. Tout d'abord,
elles sont une source d'Ã©nergie essentielle pour
notre corps. Les graisses sont plus riches en calories
que les glucides et les protÃ©ines, ce qui signifie
qu'elles nous fournissent une Ã©nergie concentrÃ©e.
Cependant, il est important de consommer des graisses

avec modÃ©ration, car elles sont plus caloriques que
les autres nutriments.

En plus de fournir une source d'Ã©nergie, les graisses
saines jouent un rÃ´le crucial dans l'absorption des
vitamines liposolubles A, D, E et K. Ces vitamines
sont essentielles pour de nombreux processus dans
notre corps, tels que la santÃ© des os, la vision, la
coagulation sanguine et le systÃ¨me immunitaire. Sans
une consommation adÃ©quate de graisses, notre corps
pourrait avoir du mal Ã absorber ces vitamines.

Les graisses saines sont Ã©galement importantes pour
le dÃ©veloppement et le bon fonctionnement de notre
cerveau. En fait, notre cerveau est principalement
composÃ© de graisses et a besoin de graisses pour
fonctionner correctement. Les acides gras omÃ©ga-3,
que l'on trouve dans les poissons gras tels que le
saumon, le maquereau et les sardines, sont
particuliÃ¨rement importants pour la santÃ© du
cerveau. Ils sont essentiels pour le dÃ©veloppement du
cerveau chez les nourrissons et peuvent aider Ã
amÃ©liorer la fonction cognitive chez les adultes.

De plus, les graisses saines jouent un rÃ´le crucial
dans la santÃ© de notre cÅ"ur. Les graisses
insaturÃ©es peuvent aider Ã rÃ©duire le taux de
cholestÃ©rol LDL (mauvais cholestÃ©rol) dans le sang,
ce qui contribue Ã prÃ©venir les maladies
cardiovasculaires telles que les crises cardiaques et
les accidents vasculaires cÃ©rÃ©braux. Les acides gras
omÃ©ga-3, en particulier, ont Ã©tÃ© largement
Ã©tudiÃ©s pour leurs effets bÃ©nÃ©fiques sur la santÃ©
cardiaque. Ils peuvent aider Ã rÃ©duire
l'inflammation, Ã abaisser la pression artÃ©rielle et
Ã amÃ©liorer la fonction endothÃ©liale, qui est
essentielle pour la santÃ© des vaisseaux sanguins.

Les graisses saines jouent Ã©galement un rÃ´le
important dans la rÃ©gulation de notre systÃ¨me
hormonal. Elles sont nÃ©cessaires Ã la production
d'hormones stÃ©roÃ¯des, telles que l'Å"strogÃ¨ne, la
progestÃ©rone et la testostÃ©rone. Ces hormones jouent
un rÃ´le crucial dans la reproduction, la rÃ©gulation
du mÃ©tabolisme, la croissance et le dÃ©veloppement,

ainsi que dans la rÃ©gulation de l'humeur et du
sommeil.

Maintenant que nous avons compris l'importance des
graisses saines dans notre alimentation, parlons des
aliments qui en sont riches. Voici quelques exemples
d'aliments riches en graisses saines :

1. Avocat : L'avocat est une excellente source de
    graisses monoinsaturÃ©es. Il est Ã©galement riche
    en fibres, en vitamines et en minÃ©raux.

2. Huile d'olive : L'huile d'olive est une graisse
    monoinsaturÃ©e qui est largement utilisÃ©e dans la
    cuisine mÃ©diterranÃ©enne. Elle est connue pour
    ses nombreux bienfaits pour la santÃ©, notamment
    sa capacitÃ© Ã rÃ©duire le risque de maladies
    cardiaques.

3. Poissons gras : Les poissons gras tels que le
    saumon, le maquereau, les sardines et le thon sont
    riches en acides gras omÃ©ga-3. Ces acides gras
    sont bÃ©nÃ©fiques pour la santÃ© cardiaque, la
    fonction cÃ©rÃ©brale et la rÃ©duction de
    l'inflammation.

4. Noix et graines : Les noix et les graines, comme
    les amandes, les noix de Grenoble, les graines de
    lin et les graines de chia, sont riches en
    graisses insaturÃ©es, en fibres, en protÃ©ines et
    en antioxydants. Elles sont excellentes pour la
    santÃ© du cÅ"ur et du cerveau.

5. Huiles vÃ©gÃ©tales : Les huiles vÃ©gÃ©tales telles que
    que l'huile de soja, l'huile de tournesol et
    l'huile de colza sont riches en graisses
    polyinsaturÃ©es. Elles sont souvent utilisÃ©es
    dans la cuisine et peuvent Ãªtre bÃ©nÃ©fiques pour
    la santÃ© cardiaque lorsqu'elles sont consommÃ©es
    avec modÃ©ration.

6. Beurre d'arachide : Le beurre d'arachide naturel
    est une bonne source de graisses insaturÃ©es. Il
    est Ã©galement riche en protÃ©ines et en fibres,
    ce qui en fait un aliment rassasiant et nutritif.

7. Huile de coco : L'huile de coco est une graisse
    saturÃ©e, mais elle est riche en acides gras Ã
    chaÃ®ne moyenne, qui sont rapidement convertis en
    Ã©nergie par le corps. Elle peut Ãªtre utilisÃ©e
    avec modÃ©ration dans la cuisine, mais il est
    important de noter qu'elle est plus calorique que
    les autres huiles.

Il est important de noter que bien que les graisses
saines soient bÃ©nÃ©fiques pour notre santÃ©, elles
doivent Ãªtre consommÃ©es avec modÃ©ration. Les
graisses, qu'elles soient saines ou malsaines, sont
riches en calories et une consommation excessive peut
entraÃ®ner une prise de poids. Il est recommandÃ© de
limiter la consommation de graisses Ã environ 20-35%
de notre apport calorique total, en privilÃ©giant les
graisses saines plutÃ´t que les graisses saturÃ©es et
trans.

En conclusion, les graisses saines sont essentielles
pour notre santÃ© et doivent faire partie d'une
alimentation Ã©quilibrÃ©e. Elles fournissent une
source d'Ã©nergie, aident Ã l'absorption des
vitamines liposolubles, favorisent la santÃ© du
cerveau, protÃ¨gent la santÃ© cardiaque et rÃ©gulent
notre systÃ¨me hormonal. Les avocats, les huiles
d'olive et de coco, les poissons gras, les noix et les
graines sont quelques-uns des aliments riches en
graisses saines que nous pouvons inclure dans notre
alimentation quotidienne. Toutefois, il est important
de consommer des graisses avec modÃ©ration et de
maintenir un Ã©quilibre global dans notre
alimentation.

Chapitre 7: Les dangers des aliments transformÃ©s et
des sucres ajoutÃ©s

Dans notre sociÃ©tÃ© moderne, les aliments
transformÃ©s et les sucres ajoutÃ©s sont devenus
omniprÃ©sents dans notre alimentation. Ces aliments
pratiques et souvent savoureux sont souvent
apprÃ©ciÃ©s pour leur goÃ»t addictif et leur facilitÃ©
de prÃ©paration. Cependant, il est important de
comprendre les dangers associÃ©s Ã une consommation
excessive d'aliments transformÃ©s et de sucres
ajoutÃ©s. Dans ce chapitre, nous explorerons les

effets nÃ©fastes de ces produits sur notre santÃ© et discuterons des mesures que nous pouvons prendre pour rÃ©duire leur consommation.

1. Les aliments transformÃ©s et la perte de valeur
    nutritionnelle

Les aliments transformÃ©s sont souvent fabriquÃ©s Ã partir d'ingrÃ©dients hautement transformÃ©s et contiennent souvent des additifs, des conservateurs et des colorants artificiels. Lors du processus de transformation, de nombreux aliments perdent leur valeur nutritionnelle d'origine. Les vitamines, les minÃ©raux et les fibres sont souvent Ã©liminÃ©s ou dÃ©gradÃ©s, ce qui signifie que ces aliments fournissent peu de nutriments essentiels Ã notre corps.

2. Les sucres ajoutÃ©s et les risques pour la santÃ©

Les sucres ajoutÃ©s sont couramment utilisÃ©s dans les aliments transformÃ©s pour amÃ©liorer leur goÃ»t et prolonger leur durÃ©e de conservation. Cependant, une consommation excessive de sucres ajoutÃ©s peut entraÃ®ner de nombreux problÃ¨mes de santÃ©. Les sucres ajoutÃ©s sont rapidement absorbÃ©s par notre corps, ce qui entraÃ®ne une augmentation rapide de la glycÃ©mie. Cette augmentation peut entraÃ®ner une rÃ©sistance Ã l'insuline, un dÃ©sÃ©quilibre hormonal et, Ã©ventuellement, le dÃ©veloppement du diabÃ¨te de type 2.

De plus, la consommation excessive de sucres ajoutÃ©s est fortement liÃ©e Ã l'obÃ©sitÃ©. Les aliments transformÃ©s riches en sucres ajoutÃ©s sont souvent trÃ¨s caloriques et ne procurent pas une sensation de satiÃ©tÃ© durable. Cela peut entraÃ®ner une surconsommation de calories et un gain de poids excessif.

3. Les aliments transformÃ©s et les maladies
    chroniques

Une alimentation riche en aliments transformÃ©s est associÃ©e Ã un risque plus Ã©levÃ© de dÃ©velopper de nombreuses maladies chroniques. Les maladies

cardiovasculaires, les maladies mÃ©taboliques, telles
que le diabÃ¨te de type 2, et certains types de cancer
sont tous liÃ©s Ã une consommation Ã©levÃ©e
d'aliments transformÃ©s.

Les aliments transformÃ©s sont souvent riches en gras
saturÃ©s, en gras trans et en sodium, tous connus pour
augmenter le risque de maladies cardiovasculaires. De
plus, l'absence de nutriments essentiels dans ces
aliments peut entraÃ®ner des dÃ©sÃ©quilibres
nutritionnels et une dÃ©tÃ©rioration de la santÃ©
gÃ©nÃ©rale.

4.   Les stratÃ©gies pour rÃ©duire la consommation
     d'aliments transformÃ©s et de sucres ajoutÃ©s

RÃ©duire la consommation d'aliments transformÃ©s et de
sucres ajoutÃ©s peut sembler difficile, Ã©tant donnÃ©
leur omniprÃ©sence dans notre alimentation moderne.
Cependant, il existe des stratÃ©gies simples que nous
pouvons adopter pour rÃ©duire notre dÃ©pendance Ã ces
produits.

Tout d'abord, il est important de lire attentivement
les Ã©tiquettes des aliments. Les sucres ajoutÃ©s
peuvent se cacher sous de nombreux noms diffÃ©rents,
tels que le sirop de maÃ¯s Ã haute teneur en
fructose, le dextrose, le saccharose, le sirop de
maltose, le jus de fruit concentrÃ©, etc. En
connaissant ces diffÃ©rents noms, nous pouvons faire
des choix plus Ã©clairÃ©s lors de nos achats
alimentaires.

DeuxiÃ¨mement, privilÃ©gier les aliments frais et non
transformÃ©s est essentiel pour une alimentation
saine. Les fruits, les lÃ©gumes, les viandes maigres,
les produits laitiers non sucrÃ©s et les grains
entiers devraient constituer la base de notre
alimentation. Ces aliments sont riches en nutriments
essentiels et contribuent Ã une meilleure santÃ©
globale.

TroisiÃ¨mement, prÃ©parer nos repas Ã la maison peut
nous donner un meilleur contrÃ´le sur les ingrÃ©dients
que nous utilisons. En prÃ©parant nous-mÃªmes nos
repas, nous pouvons Ã©viter les ingrÃ©dients

transformÃ©s et les sucres ajoutÃ©s prÃ©sents dans les
plats prÃ©parÃ©s et les aliments emballÃ©s. Nous
pouvons Ã©galement choisir des alternatives plus
saines pour assaisonner nos plats, comme les herbes et
les Ã©pices, plutÃ´t que les sauces et les condiments
riches en sucres et en sodium.

Enfin, il est important de prendre conscience de nos
habitudes alimentaires et de notre relation avec les
aliments transformÃ©s et les sucres ajoutÃ©s. Souvent,
nous consommons ces produits par habitude ou par
plaisir, mais il est crucial de se rappeler que notre
santÃ© est en jeu. Trouver des alternatives plus
saines et se concentrer sur une alimentation
Ã©quilibrÃ©e et nutritive peut non seulement
amÃ©liorer notre santÃ© physique, mais aussi notre
bien-Ãªtre gÃ©nÃ©ral.

En conclusion, les aliments transformÃ©s et les sucres
ajoutÃ©s sont devenus des Ã©lÃ©ments courants dans
notre alimentation moderne, mais ils prÃ©sentent de
nombreux dangers pour notre santÃ©. Ces produits sont
souvent dÃ©pourvus de valeur nutritionnelle et riches
en calories vides, ce qui peut entraÃ®ner une prise de
poids et le dÃ©veloppement de maladies chroniques.
Cependant, en adoptant des stratÃ©gies pour rÃ©duire
notre consommation d'aliments transformÃ©s et de
sucres ajoutÃ©s, comme la lecture des Ã©tiquettes, la
prÃ©paration de nos repas Ã la maison et le choix
d'aliments frais et non transformÃ©s, nous pouvons
amÃ©liorer notre santÃ© et notre bien-Ãªtre. Il est
temps de revoir nos habitudes alimentaires et de faire
des choix plus Ã©clairÃ©s pour notre santÃ© Ã long
terme.

Chapitre 8: L'importance de l'activitÃ© physique

L'activitÃ© physique est essentielle pour maintenir
une bonne santÃ© et un bien-Ãªtre gÃ©nÃ©ral. Elle
offre de nombreux bienfaits pour le corps et l'esprit,
et il est recommandÃ© de pratiquer au moins 150
minutes d'activitÃ© physique d'intensitÃ© modÃ©rÃ©e
par semaine, soit environ 30 minutes par jour, 5 jours
par semaine. Cependant, il est encore plus bÃ©nÃ©fique
de faire de l'exercice 4 Ã 5 fois par semaine, en

augmentant l'intensitÃ© et la durÃ©e de l'activitÃ©
physique.

Tout d'abord, l'activitÃ© physique rÃ©guliÃ¨re
contribue Ã maintenir un poids stable. Lorsque nous
faisons de l'exercice, notre corps brÃ»le des
calories, ce qui peut aider Ã prÃ©venir la prise de
poids et Ã favoriser la perte de poids. En combinant
une alimentation Ã©quilibrÃ©e avec une activitÃ©
physique rÃ©guliÃ¨re, nous pouvons atteindre et
maintenir un poids santÃ©, ce qui rÃ©duit le risque de
nombreuses maladies chroniques telles que l'obÃ©sitÃ©,
le diabÃ¨te de type 2 et les maladies
cardiovasculaires.

De plus, l'activitÃ© physique renforce les muscles et
les os, ce qui contribue Ã amÃ©liorer la force et la
flexibilitÃ©. Lorsque nous faisons de l'exercice, nos
muscles travaillent et se renforcent, ce qui peut
amÃ©liorer notre endurance et notre capacitÃ© Ã
effectuer des tÃ¢ches quotidiennes. L'exercice
rÃ©gulier peut Ã©galement aider Ã prÃ©venir la perte
de masse musculaire liÃ©e Ã l'Ã¢ge, ce qui est
important pour maintenir une bonne mobilitÃ© et
prÃ©venir les chutes chez les personnes Ã¢gÃ©es. De
plus, l'activitÃ© physique rÃ©guliÃ¨re renforce les
os, ce qui peut rÃ©duire le risque d'ostÃ©oporose et
de fractures.

En outre, l'activitÃ© physique a des effets positifs
sur la santÃ© mentale. Lorsque nous faisons de
l'exercice, notre corps libÃ¨re des endorphines, des
substances chimiques qui agissent comme des
analgÃ©siques naturels et amÃ©liorent notre humeur.
L'exercice rÃ©gulier peut aider Ã rÃ©duire le stress,
l'anxiÃ©tÃ© et la dÃ©pression, et peut amÃ©liorer la
qualitÃ© du sommeil. De plus, l'activitÃ© physique
peut favoriser la confiance en soi et l'estime de soi,
en nous aidant Ã nous sentir bien dans notre peau.

En pratiquant une activitÃ© physique rÃ©guliÃ¨re, nous
pouvons Ã©galement amÃ©liorer notre santÃ©
cardiovasculaire. L'exercice aÃ©robie, comme la course
Ã pied, la natation ou le vÃ©lo, augmente notre
frÃ©quence cardiaque et renforce notre cÅ"ur. Cela
peut amÃ©liorer notre capacitÃ© Ã faire face Ã

l'effort physique, rÃ©duire la pression artÃ©rielle et
le taux de cholestÃ©rol, et rÃ©duire le risque de
maladies cardiovasculaires telles que les crises
cardiaques et les accidents vasculaires cÃ©rÃ©braux.

Enfin, l'activitÃ© physique rÃ©guliÃ¨re peut
amÃ©liorer notre qualitÃ© de vie globale. Lorsque nous
sommes actifs, nous avons plus d'Ã©nergie, nous nous
sentons plus alertes et nous avons une meilleure
capacitÃ© de concentration. L'exercice peut Ã©galement
amÃ©liorer notre qualitÃ© de sommeil, ce qui est
essentiel pour notre bien-Ãªtre gÃ©nÃ©ral. De plus,
l'activitÃ© physique peut favoriser les interactions
sociales, en nous permettant de participer Ã des
activitÃ©s en groupe ou de pratiquer des sports
d'Ã©quipe, ce qui peut renforcer les liens sociaux et
amÃ©liorer notre bien-Ãªtre Ã©motionnel.

Chapitre 9 : Les bienfaits de la marche et de la
course Ã pied

La marche et la course Ã pied sont deux activitÃ©s
physiques accessibles Ã tous, peu coÃ»teuses et
faciles Ã intÃ©grer dans notre quotidien. Que ce soit
pour garder la forme, perdre du poids, amÃ©liorer
notre santÃ© cardiovasculaire ou simplement profiter
de la nature, ces deux activitÃ©s offrent de nombreux
bienfaits pour notre corps et notre esprit. Dans ce
chapitre, nous explorerons en dÃ©tail les avantages de
la marche et de la course Ã pied et comment les
incorporer dans notre mode de vie.

1.   AmÃ©lioration de la condition physique et de la
     santÃ© cardiovasculaire

La marche et la course Ã pied sont d'excellents
moyens d'amÃ©liorer notre condition physique globale.
Elles renforcent notre systÃ¨me cardiovasculaire en
augmentant notre rythme cardiaque et en amÃ©liorant
notre capacitÃ© pulmonaire. Ces activitÃ©s aident Ã
rÃ©duire le risque de maladies cardiovasculaires
telles que l'hypertension artÃ©rielle, les maladies
cardiaques et les accidents vasculaires cÃ©rÃ©braux.

De plus, la marche et la course Ã pied stimulent
notre mÃ©tabolisme, ce qui peut favoriser une perte de

poids et aider Ã maintenir un poids santÃ©. Ces
activitÃ©s brÃ»lent des calories, tonifient les
muscles et contribuent Ã la rÃ©duction de la graisse
corporelle, ce qui peut amÃ©liorer notre composition
corporelle et notre estime de soi.

2. Renforcement des os et des muscles

La marche et la course Ã pied sont des exercices Ã
impact, ce qui signifie qu'ils exercent une pression
sur nos os et nos muscles. Cette pression stimule la
formation de nouvelles cellules osseuses, renforce
notre densitÃ© osseuse et peut prÃ©venir
l'ostÃ©oporose et les fractures liÃ©es Ã l'Ã¢ge.

De plus, ces activitÃ©s renforcent les muscles des
jambes, des fesses et du tronc, ce qui amÃ©liore notre
Ã©quilibre, notre stabilitÃ© et notre posture. Elles
peuvent Ã©galement aider Ã prÃ©venir les blessures et
Ã soulager les douleurs chroniques, notamment au
niveau du dos et des articulations.

3. RÃ©duction du stress et amÃ©lioration du bien-
    Ãªtre mental

La marche et la course Ã pied ont un impact positif
sur notre bien-Ãªtre mental. Ces activitÃ©s libÃ¨rent
des endorphines, des neurotransmetteurs qui agissent
comme des analgÃ©siques naturels et procurent une
sensation de bien-Ãªtre et d'euphorie. Elles peuvent
aider Ã rÃ©duire le stress, l'anxiÃ©tÃ© et la
dÃ©pression, et amÃ©liorer notre humeur globale.

De plus, la marche et la course Ã pied nous offrent
l'opportunitÃ© de nous dÃ©connecter de nos
prÃ©occupations quotidiennes et de nous connecter Ã
la nature. Elles favorisent la relaxation, la
mÃ©ditation et la rÃ©flexion, ce qui peut amÃ©liorer
notre santÃ© mentale et notre crÃ©ativitÃ©.

4. Renforcement du systÃ¨me immunitaire

La pratique rÃ©guliÃ¨re de la marche et de la course
Ã pied peut renforcer notre systÃ¨me immunitaire. Ces
activitÃ©s augmentent la circulation sanguine et le
flux lymphatique, ce qui favorise le transport des

cellules immunitaires dans tout notre corps. Elles
peuvent Ã©galement rÃ©duire l'inflammation chronique,
amÃ©liorer notre rÃ©ponse immunitaire et nous aider Ã
lutter contre les maladies et les infections.

5.   Promotion de la longÃ©vitÃ© et du vieillissement
     en bonne santÃ©

La marche et la course Ã pied sont associÃ©es Ã une
plus grande longÃ©vitÃ© et Ã un vieillissement en
bonne santÃ©. Ces activitÃ©s contribuent Ã maintenir
un poids santÃ©, Ã amÃ©liorer notre santÃ©
cardiovasculaire et Ã renforcer nos os et nos
muscles, ce qui peut prÃ©venir les maladies liÃ©es Ã
l'Ã¢ge et amÃ©liorer notre qualitÃ© de vie Ã mesure
que nous vieillissons.

De plus, la marche et la course Ã pied stimulent
notre fonction cÃ©rÃ©brale et notre mÃ©moire, ce qui
peut rÃ©duire le risque de dÃ©mence et de dÃ©clin
cognitif liÃ© Ã l'Ã¢ge. Elles favorisent Ã©galement
la flexibilitÃ© et la mobilitÃ©, ce qui peut prÃ©venir
les chutes et maintenir notre indÃ©pendance Ã mesure
que nous vieillissons.

En conclusion, la marche et la course Ã pied offrent
de nombreux bienfaits pour notre corps et notre
esprit. Elles amÃ©liorent notre condition physique,
renforcent notre santÃ© cardiovasculaire, renforcent
nos os et nos muscles, rÃ©duisent le stress,
amÃ©liorent notre bien-Ãªtre mental, renforcent notre
systÃ¨me immunitaire et favorisent une longÃ©vitÃ© en
bonne santÃ©. Ces activitÃ©s sont accessibles Ã tous
et peuvent Ãªtre intÃ©grÃ©es facilement dans notre
quotidien. Que ce soit en marchant pour se rendre au
travail, en faisant une promenade aprÃ¨s le dÃ®ner ou
en se lanÃ§ant dans une course Ã pied rÃ©guliÃ¨re, il
est important de trouver une activitÃ© qui nous
convient et de la pratiquer de maniÃ¨re rÃ©guliÃ¨re.
Alors, enfilez vos chaussures de sport et partez Ã la
dÃ©couverte des bienfaits de la marche et de la course
Ã pied pour une meilleure santÃ© et un meilleur bien-
Ãªtre.

Chapitre 10: Les avantages du vÃ©lo et de la natation
pour notre santÃ©

Le vÃ©lo et la natation sont deux activitÃ©s physiques
populaires qui offrent de nombreux avantages pour
notre santÃ©. Que ce soit pour l'exercice, la perte de
poids ou simplement pour se dÃ©tendre, ces deux
activitÃ©s sont idÃ©ales pour les personnes de tous
Ã¢ges et de tous niveaux de condition physique. Dans
cet article, nous explorerons les avantages
spÃ©cifiques du vÃ©lo et de la natation pour notre
santÃ©, ainsi que quelques conseils pour tirer le
meilleur parti de ces activitÃ©s.

Le vÃ©lo est un excellent moyen de faire de l'exercice
et de renforcer notre systÃ¨me cardiovasculaire. Il
permet de travailler nos muscles, en particulier ceux
des jambes, et de brÃ»ler des calories. En pÃ©dalant
rÃ©guliÃ¨rement, nous pouvons amÃ©liorer notre
endurance et notre capacitÃ© respiratoire. Le vÃ©lo
est Ã©galement un exercice Ã faible impact, ce qui
signifie qu'il est plus doux pour nos articulations
que d'autres activitÃ©s comme la course Ã pied. Cela
le rend idÃ©al pour les personnes ayant des problÃ¨mes
articulaires ou des blessures antÃ©rieures.

En plus de ses bienfaits cardiovasculaires, le vÃ©lo
peut Ã©galement renforcer notre systÃ¨me immunitaire.
L'exercice rÃ©gulier en plein air peut augmenter nos
niveaux de vitamine D, ce qui est essentiel pour notre
santÃ© globale. De plus, le vÃ©lo peut aider Ã
rÃ©duire notre niveau de stress et Ã amÃ©liorer notre
humeur. La pratique rÃ©guliÃ¨re du vÃ©lo peut stimuler
la production d'endorphines, des hormones du bonheur,
qui nous donnent une sensation de bien-Ãªtre et de
relaxation.

La natation est une autre activitÃ© physique qui offre
de nombreux avantages pour notre santÃ©. La natation
est un exercice complet qui sollicite tous les muscles
de notre corps. En nageant, nous dÃ©veloppons notre
force musculaire, notre endurance et notre
flexibilitÃ©. Comme le vÃ©lo, la natation est
Ã©galement un exercice Ã faible impact, ce qui
signifie qu'elle est plus douce pour nos articulations
que des activitÃ©s comme la course Ã pied. Cela en
fait une option idÃ©ale pour les personnes souffrant
de douleurs articulaires ou de blessures.

De plus, la natation est un excellent moyen de brÃ»ler
des calories et de favoriser la perte de poids. En
nageant rÃ©guliÃ¨rement, nous pouvons amÃ©liorer notre
composition corporelle, en brÃ»lant les graisses et en
renforÃ§ant nos muscles. La natation offre Ã©galement
des avantages pour notre systÃ¨me cardiovasculaire. En
nageant, nous augmentons notre frÃ©quence cardiaque et
amÃ©liorons notre endurance cardiovasculaire. Cela
peut aider Ã rÃ©duire notre risque de maladies
cardiovasculaires telles que l'hypertension
artÃ©rielle et les maladies cardiaques.

La natation est Ã©galement bÃ©nÃ©fique pour notre
santÃ© mentale. L'exercice rÃ©gulier en gÃ©nÃ©ral peut
aider Ã rÃ©duire les symptÃ´mes de l'anxiÃ©tÃ© et de
la dÃ©pression, et la natation ne fait pas exception.
L'eau a un effet apaisant sur notre esprit et notre
corps, ce qui peut aider Ã rÃ©duire notre niveau de
stress et Ã amÃ©liorer notre humeur. De plus, nager
dans un environnement calme et paisible peut Ãªtre une
excellente opportunitÃ© pour se dÃ©tendre et se
ressourcer.

Pour tirer le meilleur parti du vÃ©lo et de la
natation, il est important de pratiquer ces activitÃ©s
rÃ©guliÃ¨rement. IdÃ©alement, nous devrions essayer de
faire du vÃ©lo ou de la natation au moins trois fois
par semaine. Si nous sommes dÃ©butants, il est
important de commencer lentement et d'augmenter
progressivement l'intensitÃ© et la durÃ©e de nos
sÃ©ances d'entraÃ®nement. Il est Ã©galement important
de s'Ã©quiper correctement pour ces activitÃ©s. Pour
le vÃ©lo, nous devons nous assurer d'avoir un vÃ©lo
adaptÃ© Ã notre taille et de porter un casque de
sÃ©curitÃ©. Pour la natation, un maillot de bain
confortable et des lunettes de natation sont
essentiels.

En conclusion, le vÃ©lo et la natation offrent de
nombreux avantages pour notre santÃ©. Que ce soit pour
amÃ©liorer notre condition physique, perdre du poids
ou simplement pour se dÃ©tendre, ces activitÃ©s sont
id Ã©ales pour les personnes de tous Ã¢ges et de tous
niveaux de condition physique. Le vÃ©lo est un
excellent moyen de renforcer le systÃ¨me

cardiovasculaire, d'amÃ©liorer l'endurance et de
brÃ»ler des calories. Il est Ã©galement doux pour les
articulations, ce qui en fait une option idÃ©ale pour
les personnes ayant des problÃ¨mes articulaires. De
plus, le vÃ©lo en plein air peut augmenter nos niveaux
de vitamine D, renforcer notre systÃ¨me immunitaire et
rÃ©duire le stress.

La natation, quant Ã elle, est un exercice complet
qui sollicite tous les muscles du corps. Elle aide Ã
dÃ©velopper la force musculaire, l'endurance et la
flexibilitÃ©. Comme le vÃ©lo, la natation est Ã
faible impact, ce qui la rend idÃ©ale pour les
personnes souffrant de douleurs articulaires. Elle
favorise Ã©galement la perte de poids, renforce le
systÃ¨me cardiovasculaire et amÃ©liore la santÃ©
mentale.

Pour tirer le meilleur parti du vÃ©lo et de la
natation, il est recommandÃ© de les pratiquer
rÃ©guliÃ¨rement. Il est important de commencer
lentement et d'augmenter progressivement l'intensitÃ©
et la durÃ©e des sÃ©ances d'entraÃ®nement. Il est
Ã©galement essentiel de s'Ã©quiper correctement, que
ce soit avec un vÃ©lo adaptÃ© Ã notre taille et un
casque de sÃ©curitÃ© pour le vÃ©lo, ou avec un maillot
de bain confortable et des lunettes de natation pour
la natation.

En conclusion, le vÃ©lo et la natation sont des
activitÃ©s physiques bÃ©nÃ©fiques pour la santÃ©. Ils
offrent des avantages pour le systÃ¨me
cardiovasculaire, la perte de poids, la santÃ© mentale
et le renforcement musculaire. Il est important de les
pratiquer rÃ©guliÃ¨rement pour en tirer tous les
bienfaits. Alors, que vous choisissiez de pÃ©daler sur
la route ou de nager dans une piscine, ces activitÃ©s
vous aideront Ã rester en forme et en bonne santÃ©.

Chapitre 11 : Les exercices de renforcement musculaire
et leurs effets bÃ©nÃ©fiques

Les exercices de renforcement musculaire jouent un
rÃ´le essentiel dans notre programme d'entraÃ®nement
physique. Ils nous aident Ã dÃ©velopper notre force
musculaire, Ã amÃ©liorer notre posture et Ã

prÃ©venir les blessures. Dans ce chapitre, nous explorerons les diffÃ©rents types d'exercices de renforcement musculaire, leurs effets bÃ©nÃ©fiques sur notre santÃ© et quelques conseils pour les intÃ©grer efficacement dans notre routine d'entraÃ®nement.

Les diffÃ©rents types d'exercices de renforcement musculaire

Il existe plusieurs types d'exercices de renforcement musculaire, chacun ciblant diffÃ©rents groupes musculaires et offrant des avantages spÃ©cifiques. Voici quelques-uns des exercices les plus couramment utilisÃ©s :

1. Les exercices de poids libre : Ces exercices utilisent des poids libres tels que des haltÃ¨res, des kettlebells ou des barres pour solliciter les muscles. Ils permettent un mouvement plus naturel et sollicitent les muscles stabilisateurs, ce qui est bÃ©nÃ©fique pour le dÃ©veloppement de la force globale.

2. Les exercices avec machines : Les machines de musculation sont spÃ©cialement conÃ§ues pour cibler des groupes musculaires spÃ©cifiques. Elles offrent une stabilitÃ© supplÃ©mentaire et permettent de travailler des muscles spÃ©cifiques de maniÃ¨re isolÃ©e.

3. Les exercices au poids du corps : Ces exercices utilisent simplement le poids de notre propre corps pour solliciter les muscles. Ils sont pratiques, ne nÃ©cessitent pas d'Ã©quipement spÃ©cifique et peuvent Ãªtre rÃ©alisÃ©s n'importe oÃ¹.

Les effets bÃ©nÃ©fiques des exercices de renforcement musculaire

Les exercices de renforcement musculaire offrent de nombreux avantages pour notre santÃ©. Voici quelques-uns de leurs effets bÃ©nÃ©fiques :

1. DÃ©veloppement de la force musculaire : Les exercices de renforcement musculaire permettent de

dÃ©velopper la force et la puissance musculaire.
En sollicitant rÃ©guliÃ¨rement nos muscles, nous
stimulons leur croissance et leur dÃ©veloppement.

2. AmÃ©lioration de la posture : Les exercices de
    renforcement musculaire aident Ã renforcer les
    muscles du dos, des Ã©paules et de la ceinture
    abdominale, ce qui contribue Ã amÃ©liorer notre
    posture. Une bonne posture est essentielle pour
    prÃ©venir les douleurs lombaires et les problÃ¨mes
    de colonne vertÃ©brale.

3. PrÃ©vention des blessures : En renforÃ§ant les
    muscles, nous amÃ©liorons Ã©galement la stabilitÃ©
    et la fonctionnalitÃ© de nos articulations. Cela
    peut aider Ã prÃ©venir les blessures liÃ©es Ã
    une faiblesse musculaire, telles que les entorses
    ou les tensions musculaires.

4. Augmentation du mÃ©tabolisme : Les exercices de
    renforcement musculaire augmentent notre
    mÃ©tabolisme basal, c'est-Ã -dire la quantitÃ©
    d'Ã©nergie que notre corps brÃ»le au repos. Cela
    signifie que nous brÃ»lons plus de calories mÃªme
    lorsque nous sommes inactifs, ce qui peut
    favoriser la perte de poids et le maintien d'un
    poids santÃ©.

5. AmÃ©lioration de la densitÃ© osseuse : Les
    exercices de renforcement musculaire stimulent la
    formation osseuse, ce qui peut aider Ã prÃ©venir
    l'ostÃ©oporose et Ã maintenir des os sains et
    solides.

6. Gestion de certaines conditions mÃ©dicales : Les
    exercices de renforcement musculaire peuvent Ãªtre
    bÃ©nÃ©fiques pour la gestion de certaines
    conditions mÃ©dicales, telles que l'arthrite, le
    diabÃ¨te de type 2 et les maladies cardiaques. Ils
    peuvent aider Ã rÃ©duire les symptÃ´mes et Ã
    amÃ©liorer la qualitÃ© de vie.

Conseils pour intÃ©grer les exercices de renforcement
musculaire dans notre routine d'entraÃ®nement

Pour intÃ©grer efficacement les exercices de renforcement musculaire dans notre routine d'entraÃ®nement, voici quelques conseils importants :

1. Ã‰tablir un programme d'entraÃ®nement Ã©quilibrÃ© : Il est important de travailler tous les groupes musculaires de maniÃ¨re Ã©quilibrÃ©e. Cela signifie inclure des exercices pour le haut du corps, le bas du corps et les muscles du tronc.

2. Commencer par des exercices de base : Si vous Ãªtes dÃ©butant, commencez par des exercices de base tels que les squats, les fentes, les pompes et les tractions assistÃ©es. Ces exercices sollicitent plusieurs groupes musculaires Ã la fois et vous aident Ã dÃ©velopper une base solide.

3. Progresser progressivement : Augmentez progressivement l'intensitÃ©, la charge ou le nombre de rÃ©pÃ©titions au fur et Ã mesure que vous gagnez en force. Cela vous permettra de continuer Ã stimuler vos muscles et de progresser dans votre programme d'entraÃ®nement.

4. Ajouter de la variÃ©tÃ© : Ne vous limitez pas Ã un seul type d'exercice de renforcement musculaire. Ajoutez de la variÃ©tÃ© Ã votre programme en incluant des exercices de poids libre, des exercices avec machines et des exercices au poids du corps. Cela vous permettra de cibler diffÃ©rents groupes musculaires et de maintenir votre motivation.

5. Respecter les temps de repos : Accordez-vous suffisamment de temps de repos entre les sÃ©ries et les exercices pour permettre Ã vos muscles de rÃ©cupÃ©rer. Cela favorisera la croissance musculaire et rÃ©duira le risque de blessures.

6. Adopter une bonne technique : Apprenez les bonnes techniques d'exÃ©cution pour chaque exercice et veillez Ã les respecter. Une mauvaise technique peut augmenter le risque de blessures et compromettre les rÃ©sultats.

7. Ã‰couter votre corps : Soyez Ã l'Ã©coute de votre
    corps et ajustez votre programme en fonction de
    vos capacitÃ©s et de vos limites. Si vous
    ressentez une douleur ou une gÃªne, arrÃªtez-vous
    et consultez un professionnel de la santÃ©.

En conclusion, les exercices de renforcement
musculaire jouent un rÃ´le essentiel dans notre
programme d'entraÃ®nement physique. Ils nous aident Ã
dÃ©velopper notre force musculaire, Ã amÃ©liorer
notre posture et Ã prÃ©venir les blessures. En
intÃ©grant ces exercices dans notre routine
d'entraÃ®nement de maniÃ¨re Ã©quilibrÃ©e et
progressive, nous pouvons profiter de leurs nombreux
effets bÃ©nÃ©fiques pour notre santÃ©. N'oubliez pas
de consulter un professionnel de la santÃ© ou un
entraÃ®neur personnel pour obtenir des conseils
personnalisÃ©s et adaptÃ©s Ã votre condition
physique.

Chapitre 12 : Les bienfaits du yoga et de la
mÃ©ditation pour la santÃ© mentale

Dans ce chapitre, nous allons explorer les nombreux
bienfaits du yoga et de la mÃ©ditation pour la santÃ©
mentale. Le yoga et la mÃ©ditation sont des pratiques
millÃ©naires qui visent Ã harmoniser le corps et
l'esprit. Ils peuvent aider Ã rÃ©duire le stress,
amÃ©liorer la concentration, favoriser la relaxation
et renforcer la santÃ© mentale globale. Nous
examinerons en dÃ©tail les avantages de ces pratiques
et comment les intÃ©grer dans notre vie quotidienne.

Les bienfaits du yoga pour la santÃ© mentale

1. RÃ©duction du stress : Le yoga est connu pour sa
    capacitÃ© Ã rÃ©duire le stress. Les postures de
    yoga, associÃ©es Ã une respiration profonde et
    contrÃ´lÃ©e, aident Ã calmer le systÃ¨me nerveux
    et Ã diminuer les niveaux de cortisol, l'hormone
    du stress. En pratiquant rÃ©guliÃ¨rement le yoga,
    on peut apprendre Ã gÃ©rer les situations
    stressantes de maniÃ¨re plus efficace.

2. AmÃ©lioration de la concentration : Le yoga
    nÃ©cessite une attention et une concentration

accrues, ce qui peut aider Ã amÃ©liorer la
concentration et la mÃ©moire. Les pratiques de
respiration et de mÃ©ditation associÃ©es au yoga
peuvent Ã©galement favoriser la clartÃ© mentale et
l'attention.

3. Renforcement de la stabilitÃ© Ã©motionnelle : Le
    yoga favorise l'Ã©quilibre Ã©motionnel en aidant
    Ã rÃ©guler les Ã©motions et Ã dÃ©velopper la
    rÃ©silience. Les postures de yoga et les
    techniques de respiration aident Ã relÃ¢cher les
    tensions Ã©motionnelles et Ã cultiver une
    attitude plus calme et Ã©quilibrÃ©e.

4. AmÃ©lioration du sommeil : Le yoga peut contribuer
    Ã amÃ©liorer la qualitÃ© du sommeil en relaxant
    le corps et l'esprit. Les postures de yoga et les
    techniques de relaxation aident Ã rÃ©duire
    l'insomnie et favorisent un sommeil plus profond
    et rÃ©parateur.

5. Augmentation de l'estime de soi : Le yoga
    encourage l'acceptation de soi et favorise
    l'estime de soi. En pratiquant le yoga, on apprend
    Ã se connecter avec son corps, Ã l'accepter tel
    qu'il est et Ã dÃ©velopper une attitude
    bienveillante envers soi-mÃªme.

6. Soulagement de l'anxiÃ©tÃ© et de la dÃ©pression :
    Le yoga peut Ãªtre bÃ©nÃ©fique pour les personnes
    souffrant d'anxiÃ©tÃ© et de dÃ©pression. Les
    postures de yoga et les techniques de respiration
    aident Ã apaiser l'esprit, Ã rÃ©duire les
    pensÃ©es nÃ©gatives et Ã favoriser un Ã©tat
    d'esprit plus positif.

7. DÃ©veloppement de la rÃ©silience : Le yoga peut
    aider Ã dÃ©velopper la rÃ©silience mentale en
    enseignant des techniques de gestion du stress et
    en favorisant une attitude de gratitude et de
    prÃ©sence. Ces compÃ©tences peuvent Ãªtre
    prÃ©cieuses pour faire face aux dÃ©fis de la vie
    quotidienne.

Les bienfaits de la mÃ©ditation pour la santÃ© mentale

1. RÃ©duction de l'anxiÃ©tÃ© et du stress : La
    mÃ©ditation est souvent utilisÃ©e comme outil de
    gestion du stress et de l'anxiÃ©tÃ©. En se
    concentrant sur le moment prÃ©sent et en
    pratiquant la pleine conscience, on peut rÃ©duire
    les pensÃ©es anxieuses et calmer l'esprit.

2. AmÃ©lioration de la concentration : La mÃ©ditation
    rÃ©guliÃ¨re peut aider Ã amÃ©liorer la
    concentration et la clartÃ© mentale. En se
    concentrant sur un point focal, comme la
    respiration ou un mantra, on peut entraÃ®ner
    l'esprit Ã rester prÃ©sent et Ã se concentrer
    sur une seule tÃ¢che Ã la fois.

3. Cultivation du bonheur et de la gratitude : La
    mÃ©ditation peut aider Ã cultiver un Ã©tat
    d'esprit positif en favorisant la gratitude, la
    compassion et la bienveillance envers soi-mÃªme et
    les autres. En pratiquant la mÃ©ditation, on peut
    dÃ©velopper une attitude plus positive et Ãªtre
    plus enclin Ã apprÃ©cier les aspects positifs de
    la vie.

4. AmÃ©lioration de la gestion des Ã©motions : La
    mÃ©ditation permet de dÃ©velopper une meilleure
    comprÃ©hension des Ã©motions et de les gÃ©rer de
    maniÃ¨re plus constructive. En observant les
    pensÃ©es et les Ã©motions sans jugement, on peut
    apprendre Ã les laisser passer sans s 'identifier
    Ã elles.

5. Renforcement de la rÃ©silience : La mÃ©ditation
    peut aider Ã renforcer la rÃ©silience mentale en
    cultivant la capacitÃ© Ã faire face aux dÃ©fis de
    la vie avec calme et sÃ©rÃ©nitÃ©. En pratiquant la
    mÃ©ditation, on dÃ©veloppe une plus grande
    capacitÃ© Ã accepter les situations telles
    qu'elles sont et Ã trouver des solutions
    adaptÃ©es.

6. AmÃ©lioration de la qualitÃ© du sommeil : La
    mÃ©ditation peut favoriser un sommeil plus profond
    et rÃ©parateur en aidant Ã calmer l'esprit et Ã
    rÃ©duire les pensÃ©es anxieuses. Les techniques de
    mÃ©ditation avant le coucher peuvent aider Ã

dÃ©tendre le corps et l'esprit, favorisant ainsi
un sommeil de meilleure qualitÃ©.

7.   Promotion du bien-Ãªtre global : La mÃ©ditation
     vise Ã cultiver la pleine conscience et Ã Ãªtre
     prÃ©sent dans le moment prÃ©sent. En pratiquant
     rÃ©guliÃ¨rement la mÃ©ditation, on peut
     dÃ©velopper une plus grande conscience de soi, une
     meilleure gestion du stress et une plus grande
     apprÃ©ciation de la vie. Cela contribue Ã un
     sentiment gÃ©nÃ©ral de bien-Ãªtre et de
     satisfaction.

IntÃ©grer le yoga et la mÃ©ditation dans notre vie
quotidienne

Voici quelques conseils pour intÃ©grer le yoga et la
mÃ©ditation dans notre vie quotidienne :

1.   Commencer par de petites sÃ©ances : Commencez par
     des sÃ©ances courtes de yoga et de mÃ©ditation,
     mÃªme seulement quelques minutes par jour. Il est
     prÃ©fÃ©rable de commencer lentement et d'augmenter
     progressivement la durÃ©e des sÃ©ances au fur et
     Ã mesure que vous vous sentez Ã l'aise.

2.   Trouver le bon moment : Choisissez un moment de la
     journÃ©e qui vous convient le mieux pour pratiquer
     le yoga et la mÃ©ditation. Certains prÃ©fÃ¨rent le
     matin pour commencer la journÃ©e avec calme et
     sÃ©rÃ©nitÃ©, tandis que d'autres prÃ©fÃ¨rent le
     soir pour se dÃ©tendre avant le coucher. Trouvez
     le moment qui fonctionne le mieux pour vous.

3.   CrÃ©er un espace propice : AmÃ©nagez un espace
     dÃ©diÃ© Ã la pratique du yoga et de la
     mÃ©ditation chez vous. Choisissez un endroit calme
     et confortable oÃ¹ vous pourrez vous dÃ©tendre et
     vous concentrer facilement.

4.   Suivre des cours ou utiliser des applications : Si
     vous Ãªtes dÃ©butant, il peut Ãªtre utile de
     suivre des cours de yoga ou de mÃ©ditation pour
     apprendre les techniques de base et obtenir des
     conseils d'un instructeur qualifiÃ©. Vous pouvez

Ã©galement utiliser des applications de yoga ou de
mÃ©ditation qui proposent des sÃ©ances guidÃ©es.

5. ÃŠtre rÃ©gulier : Pour profiter pleinement des
    bienfaits du yoga et de la mÃ©ditation, il est
    important de pratiquer rÃ©guliÃ¨rement. Essayez de
    vous engager Ã pratiquer chaque jour, mÃªme si ce
    n'est que pendant quelques minutes. La
    rÃ©gularitÃ© est la clÃ© pour en retirer les
    avantages.

En conclusion, le yoga et la mÃ©ditation offrent de
nombreux bienfaits pour la santÃ© mentale. Ils peuvent
aider Ã rÃ©duire le stress, amÃ©liorer la
concentration, favoriser la relaxation, renforcer la
stabilitÃ© Ã©motionnelle et promouvoir le bien-Ãªtre
global. En intÃ©grant ces pratiques dans notre vie
quotidienne, nous pouvons cultiver un esprit calme et
Ã©quilibrÃ©, et amÃ©liorer notre santÃ© mentale et
notre qualitÃ© de vie. N'oubliez pas de consulter un
professionnel de la santÃ© ou un instructeur qualifiÃ©
pour des conseils personnalisÃ©s et adaptÃ©s Ã votre
condition physique et mentale.

Chapitre 13 : La gestion du stress et l'importance de
la relaxation

Le stress est une rÃ©action naturelle du corps face Ã
une situation perÃ§ue comme dangereuse ou menaÃ§ante.
Bien qu'il puisse Ãªtre utile dans certaines
situations, un stress chronique peut avoir de graves
consÃ©quences sur notre santÃ© physique et mentale.
C'est pourquoi la gestion du stress et la pratique
rÃ©guliÃ¨re de la relaxation jouent un rÃ´le essentiel
dans notre bien-Ãªtre.

La gestion du stress consiste Ã identifier les
sources de stress dans notre vie et Ã mettre en place
des stratÃ©gies pour les gÃ©rer de maniÃ¨re efficace.
Il est important de comprendre que le stress est
diffÃ©rent pour chaque individu, ce qui signifie que
ce qui peut Ãªtre stressant pour une personne peut ne
pas l'Ãªtre pour une autre.

Pour commencer, il est essentiel d'identifier les
principales sources de stress dans notre vie. Cela

peut Ãªtre liÃ© au travail, aux relations
personnelles, aux problÃ¨mes financiers, ou Ã
d'autres facteurs externes ou internes. Une fois que
nous avons identifiÃ© ces sources de stress, nous
pouvons commencer Ã chercher des moyens de les
gÃ©rer.

La premiÃ¨re Ã©tape pour gÃ©rer le stress est de
reconnaÃ®tre notre propre rÃ©ponse au stress.
Certaines personnes peuvent ressentir des symptÃ´mes
physiques tels que des maux de tÃªte, des douleurs
musculaires ou de l'insomnie, tandis que d'autres
peuvent Ã©prouver des symptÃ´mes Ã©motionnels tels que
l'anxiÃ©tÃ©, la colÃ¨re ou la dÃ©pression. Il est
important d'Ã©couter notre corps et notre esprit pour
reconnaÃ®tre ces signes de stress.

Une fois que nous avons identifiÃ© notre rÃ©ponse au
stress, nous pouvons commencer Ã mettre en place des
stratÃ©gies pour le gÃ©rer. Il existe de nombreuses
techniques de gestion du stress, et il est important
de trouver celles qui fonctionnent le mieux pour nous.
Certaines personnes trouvent la mÃ©ditation ou la
respiration profonde utiles pour se dÃ©tendre et se
recentrer, tandis que d'autres prÃ©fÃ¨rent faire de
l'exercice ou pratiquer des activitÃ©s crÃ©atives
comme la peinture ou la musique.

Une autre technique efficace de gestion du stress est
la planification et l'organisation. En faisant une
liste des tÃ¢ches Ã accomplir et en Ã©tablissant des
prioritÃ©s, nous pouvons rÃ©duire notre niveau de
stress en nous assurant que nous sommes bien
prÃ©parÃ©s pour faire face aux dÃ©fis Ã venir. De
plus, apprendre Ã dire non lorsque nous sommes
dÃ©bordÃ©s peut Ã©galement aider Ã rÃ©duire le
stress.

Outre la gestion du stress, la relaxation joue un
rÃ´le essentiel dans notre bien-Ãªtre gÃ©nÃ©ral. La
relaxation est une pratique qui permet de calmer
l'esprit et le corps, et elle peut Ãªtre rÃ©alisÃ©e de
diffÃ©rentes maniÃ¨res. Certaines personnes trouvent
la relaxation en pratiquant le yoga ou le tai-chi, qui
combinent des mouvements doux avec une respiration
profonde pour crÃ©er un Ã©tat de calme et de dÃ©tente.

D'autres techniques de relaxation incluent la
mÃ©ditation, la visualisation et l'auto-hypnose. La
mÃ©ditation consiste Ã se concentrer sur un seul
objet, comme notre respiration, pour calmer l'esprit
et rÃ©duire les pensÃ©es stressantes. La visualisation
consiste Ã crÃ©er des images mentales positives pour
apaiser l'esprit et se dÃ©tendre. L'auto-hypnose est
une technique qui utilise des suggestions positives
pour induire un Ã©tat de relaxation profonde.

Il est important de noter que la relaxation ne
consiste pas seulement Ã faire des activitÃ©s qui
nous plaisent, mais aussi Ã prendre le temps de nous
reposer et de nous ressourcer. Cela peut signifier
prendre des pauses rÃ©guliÃ¨res pendant la journÃ©e
pour faire une courte sieste ou simplement pour faire
une pause et se dÃ©tendre.

En conclusion, la gestion du stress et la pratique
rÃ©guliÃ¨re de la relaxation sont essentielles pour
notre bien-Ãªtre et notre santÃ©. Il est important
d'identifier les sources de stress dans notre vie et
de mettre en place des stratÃ©gies pour les gÃ©rer de
maniÃ¨re efficace. De plus, la pratique rÃ©guliÃ¨re de
la relaxation peut aider Ã calmer l'esprit et le
corps, rÃ©duisant ainsi les effets nÃ©fastes du stress
sur notre santÃ©. En prenant le temps de nous
dÃ©tendre et de nous ressourcer, nous pouvons
amÃ©liorer notre qualitÃ© de vie et trouver un
Ã©quilib e entre le travail et la vie personnelle.

Il est Ã©galement important de souligner que la
gestion du stress et la relaxation ne sont pas des
solutions instantanÃ©es. Ce sont des pratiques qui
nÃ©cessitent du temps, de la persÃ©vÃ©rance et de la
rÃ©gularitÃ© pour en ressentir les bienfaits. Il est
donc important de s'engager dans ces pratiques de
maniÃ¨re rÃ©guliÃ¨re et d'en faire une habitude dans
notre vie quotidienne.

En plus de la gestion du stress et de la relaxation,
il est Ã©galement important de prendre soin de notre
corps en adoptant un mode de vie sain. Cela inclut une
alimentation Ã©quilibrÃ©e, une activitÃ© physique
rÃ©guliÃ¨re et suffisante, ainsi qu'un bon sommeil.

Ces Ã©lÃ©ments contribuent Ã©galement Ã rÃ©duire le
stress et Ã favoriser notre bien-Ãªtre gÃ©nÃ©ral.

En rÃ©sumÃ©, la gestion du stress et la pratique
rÃ©guliÃ¨re de la relaxation sont des Ã©lÃ©ments
essentiels pour notre bien-Ãªtre et notre santÃ©. Il
est important d'identifier les sources de stress dans
notre vie et de mettre en place des stratÃ©gies pour
les gÃ©rer de maniÃ¨re efficace. De plus, la
relaxation nous permet de calmer l'esprit et le corps,
rÃ©duisant ainsi les effets nÃ©fastes du stress sur
notre santÃ©. En combinant ces pratiques avec un mode
de vie sain, nous pouvons amÃ©liorer notre qualitÃ© de
vie et trouver un Ã©quilibre entre le travail et la
vie personnelle.

Chapitre 14 : Les habitudes de sommeil saines et leur
impact sur notre bien-Ãªtre

Le sommeil est un Ã©lÃ©ment essentiel de notre vie
quotidienne. Il joue un rÃ´le crucial dans notre
santÃ© et notre bien-Ãªtre gÃ©nÃ©ral. Pourtant, de
nombreuses personnes nÃ©gligent l'importance d'une
bonne nuit de sommeil et souffrent des consÃ©quences
d'un sommeil insuffisant ou de mauvaise qualitÃ©. Dans
ce chapitre, nous allons explorer les habitudes de
sommeil saines et leur impact sur notre bien-Ãªtre.

Une bonne nuit de sommeil est essentielle pour
recharger notre corps et notre esprit. Pendant le
sommeil, notre corps se rÃ©pare, notre systÃ¨me
immunitaire se renforce, et notre cerveau consolide
les informations et les souvenirs. Sans un sommeil
adÃ©quat, notre corps ne peut pas fonctionner de
maniÃ¨re optimale, ce qui peut entraÃ®ner une baisse
de l'Ã©nergie, une diminution de la concentration et
de la mÃ©moire, ainsi qu'une augmentation du risque de
maladies.

Les habitudes de sommeil saines impliquent de
respecter une routine de sommeil rÃ©guliÃ¨re. Cela
signifie se coucher et se lever Ã la mÃªme heure tous
les jours, y compris les week-ends. En respectant une
routine de sommeil, notre corps et notre esprit
s'habituent Ã un horaire rÃ©gulier, ce qui facilite
l'endormissement et le rÃ©veil le matin. Il est

recommandÃ© aux adultes de dormir entre 7 et 9 heures
chaque nuit pour maintenir une bonne santÃ©.

En plus d'une routine rÃ©guliÃ¨re, il est important de
crÃ©er un environnement propice au sommeil. Cela
signifie avoir une chambre calme, sombre et fraÃ®che.
Ã‰liminez les sources de bruit perturbatrices,
utilisez des rideaux occultants pour bloquer la
lumiÃ¨re et rÃ©glez la tempÃ©rature de la chambre Ã
un niveau confortable. De plus, Ã©vitez d'utiliser des
appareils Ã©lectroniques avant de vous coucher, car la
lumiÃ¨re bleue qu'ils Ã©mettent peut perturber notre
rythme circadien et rendre l'endormissement plus
difficile.

La gestion du stress est Ã©galement essentielle pour
favoriser un sommeil de qualitÃ©. Le stress peut
entraÃ®ner des problÃ¨mes de sommeil tels que
l'insomnie ou les cauchemars. Il est important de
mettre en place des stratÃ©gies de gestion du stress,
telles que la relaxation, la mÃ©ditation ou l'exercice
physique, pour calmer l'esprit et favoriser un sommeil
rÃ©parateur. Il est Ã©galement recommandÃ© d'Ã©viter
les activitÃ©s stressantes ou stimulantes avant de se
coucher, et de crÃ©er une routine de relaxation avant
de se coucher, comme la lecture d'un livre ou un bain
chaud.

Une alimentation Ã©quilibrÃ©e et une activitÃ©
physique rÃ©guliÃ¨re peuvent Ã©galement avoir un
impact positif sur notre sommeil. Ã‰vitez les repas
lourds ou Ã©picÃ©s avant de vous coucher, car ils
peuvent entraÃ®ner des problÃ¨mes de digestion et
rendre l'endormissement plus difficile. De plus,
l'exercice rÃ©gulier peut aider Ã rÃ©guler notre
horloge interne et Ã amÃ©liorer la qualitÃ© de notre
sommeil. Cependant, il est prÃ©fÃ©rable d'Ã©viter de
faire de l'exercice intense peu de temps avant de se
coucher, car cela peut rendre l'endormissement plus
difficile.

Il est Ã©galement important de souligner l'impact des
Ã©crans sur notre sommeil. Les appareils
Ã©lectroniques tels que les tÃ©lÃ©phones, les
tablettes et les ordinateurs Ã©mettent une lumiÃ¨re
bleue qui peut perturber notre cycle de sommeil. Il

est donc recommandÃ© d'Ã©viter l'utilisation de ces appareils au moins une heure avant de se coucher. Si cela n'est pas possible, vous pouvez utiliser des applications ou des filtres qui rÃ©duisent la quantitÃ© de lumiÃ¨re bleue Ã©mise par ces appareils.

Enfin, il est important de noter que les habitudes de sommeil saines ne se limitent pas seulement Ã la nuit. Il est Ã©galement important d'avoir une bonne hygiÃ¨ne du sommeil tout au long de la journÃ©e. Cela signifie Ã©viter les siestes prolongÃ©es ou tardives, limiter la consommation de cafÃ©ine et d'alcool, et Ã©viter les activitÃ©s stimulantes avant de se coucher.

En conclusion, les habitudes de sommeil saines ont un impact significatif sur notre bien-Ãªtre gÃ©nÃ©ral. Un sommeil de qualitÃ© est essentiel pour recharger notre corps et notre esprit, renforcer notre systÃ¨me immunitaire et favoriser une bonne santÃ© mentale. Pour adopter des habitudes de sommeil saines, il est important de respecter une routine de sommeil rÃ©guliÃ¨re, de crÃ©er un environnement propice au sommeil, de gÃ©rer le stress, de maintenir une alimentation Ã©quilibrÃ©e et une activitÃ© physique rÃ©guliÃ¨re, et d'Ã©viter l'utilisation d'appareils Ã©lectroniques avant de se coucher. En prenant soin de notre sommeil, nous pouvons amÃ©liorer notre qualitÃ© de vie et notre bien-Ãªtre global.

Chapitre 15 : Les dangers de la sÃ©dentaritÃ© et les moyens de la combattre

Dans notre sociÃ©tÃ© moderne, de plus en plus de personnes mÃ¨nent une vie sÃ©dentaire, passant de longues heures assises devant leur bureau, leur tÃ©lÃ©vision ou leur ordinateur. Cette sÃ©dentaritÃ© prÃ©sente de nombreux dangers pour notre santÃ© physique et mentale. Dans ce chapitre, nous allons explorer les dangers de la sÃ©dentaritÃ© et les moyens de la combattre.

La sÃ©dentaritÃ© fait rÃ©fÃ©rence Ã un mode de vie caractÃ©risÃ© par une faible activitÃ© physique et une position assise prolongÃ©e. Passer de longues heures assis peut avoir un impact nÃ©faste sur notre santÃ©

physique. Une Ã©tude a rÃ©vÃ©lÃ© que rester assis
pendant de longues pÃ©riodes de temps est associÃ© Ã
un risque accru de maladies cardiovasculaires, de
diabÃ¨te de type 2, d'obÃ©sitÃ©, de certains types de
cancer et de maladies musculo-squelettiques.

En plus des effets sur notre santÃ© physique, la
sÃ©dentaritÃ© peut Ã©galement avoir des rÃ©percussions
sur notre bien-Ãªtre mental. De nombreuses Ã©tudes ont
montrÃ© un lien entre la sÃ©dentaritÃ© et la
dÃ©pression, l'anxiÃ©tÃ© et le stress. Lorsque nous
sommes sÃ©dentaires, notre corps ne libÃ¨re pas
suffisamment d'endorphines, les hormones du bonheur,
ce qui peut entraÃ®ner une dÃ©tÃ©rioration de notre
bien-Ãªtre Ã©motionnel.

Il est donc impÃ©ratif de trouver des moyens de
combattre la sÃ©dentaritÃ© et d'incorporer davantage
d'activitÃ© physique dans notre vie quotidienne. Voici
quelques stratÃ©gies efficaces pour y parvenir :

1. Faire de l'exercice rÃ©guliÃ¨rement : L'exercice
    rÃ©gulier est essentiel pour contrer les effets
    nÃ©fastes de la sÃ©dentaritÃ©. Il est recommandÃ©
    de pratiquer au moins 150 minutes d'activitÃ©
    physique d'intensitÃ© modÃ©rÃ©e chaque semaine, ou
    75 minutes d'activitÃ© physique intense. Cela peut
    inclure la marche, la course, la natation, le
    vÃ©lo, ou tout autre type d'exercice qui vous
    plaÃ®t.

2. RÃ©duire le temps passÃ© assis : Essayez de
    rÃ©duire le temps que vous passez assis chaque
    jour. Vous pouvez le faire en intÃ©grant des
    pauses actives dans votre routine, en vous levant
    et en vous Ã©tirant toutes les heures, en
    utilisant un bureau debout ou en optant pour des
    rÃ©unions ou des appels tÃ©lÃ©phoniques en
    marchant.

3. IntÃ©grer de l'activitÃ© physique dans votre
    routine quotidienne : Trouvez des moyens
    d'incorporer davantage d'activitÃ© physique dans
    votre vie quotidienne. Cela peut inclure prendre
    les escaliers au lieu de l'ascenseur, marcher ou

faire du vÃ©lo pour vous rendre au travail, ou
faire une promenade aprÃ¨s le dÃ®ner.

4.   Pratiquer des activitÃ©s de loisirs actives :
     Trouvez des activitÃ©s de loisirs qui vous
     permettent de bouger et de rester actif. Cela peut
     inclure la danse, le jardinage, le bricolage, le
     yoga, ou tout autre activitÃ© qui vous intÃ©resse.

5.   Trouver un partenaire d'exercice : Trouvez un
     partenaire d'exercice pour vous motiver
     mutuellement et rendre l'activitÃ© physique plus
     agrÃ©able. Cela peut Ãªtre un ami, un membre de la
     famille ou mÃªme un groupe d'exercice local.

6.   Varier les types d'exercice : Essayez de varier
     les types d'exercice que vous pratiquez pour
     Ã©viter l'ennui et maintenir votre motivation.
     Alternez entre l'aÃ©robie, la musculation, le
     yoga, la danse ou tout autre type d'exercice qui
     vous intÃ©resse.

7.   Fixer des objectifs rÃ©alistes : Fixez-vous des
     objectifs rÃ©alistes en matiÃ¨re d'activitÃ©
     physique et suivez vos progrÃ¨s. Cela peut vous
     aider Ã rester motivÃ© et Ã maintenir une
     routine d'exercice rÃ©guliÃ¨re.

8.   Trouver du soutien : Recherchez du soutien auprÃ¨s
     de votre famille, de vos amis ou d'un
     professionnel de la santÃ© pour vous aider Ã
     maintenir vos habitudes d'activitÃ© physique. Ils
     peuvent vous encourager, vous donner des conseils
     et vous aider Ã surmonter les difficultÃ©s.

9.   Profiter de la nature : Trouvez des activitÃ©s qui
     vous permettent de profiter de la nature, comme la
     randonnÃ©e, le vÃ©lo en plein air ou le jardinage.
     Passer du temps Ã l'extÃ©rieur peut non seulement
     vous aider Ã rester actif, mais aussi Ã rÃ©duire
     le stress et Ã amÃ©liorer votre bien-Ãªtre
     mental.

10. Faire des pauses actives au travail : Si vous
     avez un emploi qui nÃ©cessite de rester assis
     pendant de longues pÃ©riodes, essayez

d'incorporer des pauses actives dans votre
journÃ©e de travail. Faites quelques Ã©tirements,
marchez dans les couloirs ou faites quelques
exercices lÃ©gers pour stimuler votre circulation
sanguine et rÃ©duire la fatigue.

En conclusion, la sÃ©dentaritÃ© prÃ©sente de nombreux
dangers pour notre santÃ© physique et mentale. Il est
crucial de combattre la sÃ©dentaritÃ© en intÃ©grant
davantage d'activitÃ© physique dans notre vie
quotidienne. En adoptant des stratÃ©gies telles que
l'exercice rÃ©gulier, la rÃ©duction du temps passÃ©
assis, l'intÃ©gration de l'activitÃ© physique dans
notre routine quotidienne et la recherche de soutien,
nous pouvons amÃ©liorer notre bien-Ãªtre gÃ©nÃ©ral et
rÃ©duire les risques associÃ©s Ã la sÃ©dentaritÃ©.

Chapitre 16: Les risques liÃ©s Ã la consommation
excessive d'alcool et de tabac

La consommation excessive d'alcool et de tabac est un
problÃ¨me rÃ©pandu dans de nombreux pays Ã travers le
monde. Ces deux substances peuvent avoir des
consÃ©quences dÃ©vastatrices sur la santÃ© et le bien-
Ãªtre des individus qui les consomment de maniÃ¨re
abusive. Dans ce chapitre, nous allons explorer les
risques associÃ©s Ã la consommation excessive
d'alcool et de tabac, ainsi que les consÃ©quences
sociales et Ã©conomiques de ces comportements.

Tout d'abord, il est important de comprendre les
effets nÃ©fastes de l'alcool sur le corps humain.
L'alcool est une substance toxique qui peut endommager
de nombreux organes, y compris le foie, le cÅ"ur et le
cerveau. La consommation excessive d'alcool peut
entraÃ®ner des maladies graves telles que la cirrhose
du foie, l'hypertension artÃ©rielle et les troubles
neurologiques. De plus, l'alcool affaiblit le systÃ¨me
immunitaire, rendant les individus plus vulnÃ©rables
aux infections et aux maladies.

En ce qui concerne le tabac, les risques pour la
santÃ© sont tout aussi prÃ©occupants. Le tabagisme est
la principale cause de dÃ©cÃ¨s Ã©vitables dans le
monde, responsable de millions de morts chaque annÃ©e.
Les cigarettes contiennent de nombreuses substances

toxiques, notamment la nicotine, le goudron et le
monoxyde de carbone. Ces produits chimiques peuvent
causer de nombreux problÃ¨mes de santÃ©, tels que le
cancer du poumon, les maladies cardiovasculaires et
les maladies respiratoires.

Outre les consÃ©quences sur la santÃ©, la consommation
excessive d'alcool et de tabac a Ã©galement des
rÃ©percussions sociales et Ã©conomiques. Les individus
qui abusent de ces substances sont plus susceptibles
de dÃ©velopper des problÃ¨mes relationnels et de
devenir socialement isolÃ©s. Leur comportement peut
Ã©galement entraÃ®ner des problÃ¨mes financiers, car
l'achat rÃ©gulier d'alcool et de cigarettes peut Ãªtre
coÃ»teux.

De plus, l'alcool et le tabac peuvent avoir des
rÃ©percussions sur la sociÃ©tÃ© dans son ensemble. Les
accidents de la route liÃ©s Ã la conduite en Ã©tat
d'Ã©briÃ©tÃ© sont une cause majeure de dÃ©cÃ¨s et de
blessures graves. Les fumeurs passifs, c'est-Ã -dire
les personnes qui inhalent la fumÃ©e secondaire, sont
Ã©galement exposÃ©s aux risques pour la santÃ©
associÃ©s au tabagisme.

Il est donc essentiel de sensibiliser la population
aux dangers de la consommation excessive d'alcool et
de tabac. Les gouvernements et les organisations de
santÃ© publique doivent mettre en place des campagnes
de prÃ©vention et d'Ã©ducation pour informer les
individus sur les risques et les consÃ©quences de ces
comportements. Il est Ã©galement important
d'encourager les individus Ã chercher de l'aide s'ils
ont des problÃ¨mes de dÃ©pendance Ã l'alcool ou au
tabac.

Enfin, il convient de souligner que la consommation
modÃ©rÃ©e d'alcool n'est pas associÃ©e aux mÃªmes
risques pour la santÃ© que la consommation excessive.
Les experts recommandent de limiter la consommation
d'alcool Ã un verre par jour pour les femmes et deux
verres par jour pour les hommes. En ce qui concerne le
tabac, la meilleure option est de ne pas fumer du
tout.

En conclusion, la consommation excessive d'alcool et
de tabac prÃ©sente de nombreux risques pour la santÃ©,
ainsi que des consÃ©quences sociales et Ã©conomiques.
Il est important de sensibiliser la population aux
dangers de ces comportements et de promouvoir des
modes de vie sains. En adoptant une approche
prÃ©ventive et en offrant des ressources pour aider
les individus Ã surmonter leurs dÃ©pendances, nous
pouvons espÃ©rer rÃ©duire les dommages causÃ©s par
l'alcool et le tabac dans notre sociÃ©tÃ©.

Chapitre 17: Les avantages d'une consommation
modÃ©rÃ©e d'alcool et les alternatives saines

Dans les chapitres prÃ©cÃ©dents, nous avons explorÃ©
les risques associÃ©s Ã la consommation excessive
d'alcool. Cependant, il est important de noter que la
consommation modÃ©rÃ©e d'alcool peut Ã©galement
prÃ©senter certains avantages pour la santÃ©. Dans ce
chapitre, nous allons examiner ces avantages
potentiels, ainsi que les alternatives saines Ã la
consommation d'alcool.

Tout d'abord, il convient de souligner que les
avantages de la consommation modÃ©rÃ©e d'alcool sont
basÃ©s sur des Ã©tudes Ã©pidÃ©miologiques et des
recherches observationnelles. Il est important de
noter que ces Ã©tudes ne prouvent pas une relation de
cause Ã effet, mais plutÃ´t une association entre la
consommation modÃ©rÃ©e d'alcool et certains effets
bÃ©nÃ©fiques sur la santÃ©.

Une des principales conclusions de ces Ã©tudes est que
la consommation modÃ©rÃ©e d'alcool peut rÃ©duire le
risque de maladies cardiovasculaires. Il a Ã©tÃ©
observÃ© que les personnes qui consomment modÃ©rÃ©ment
de l'alcool, notamment du vin rouge, ont une incidence
plus faible de maladies cardiaques, telles que les
crises cardiaques et les accidents vasculaires
cÃ©rÃ©braux. Cela est attribuÃ© aux composÃ©s
antioxydants prÃ©sents dans le vin, tels que les
polyphÃ©nols, qui peuvent aider Ã rÃ©duire
l'inflammation et Ã amÃ©liorer la santÃ© du systÃ¨me
cardiovasculaire.

De plus, il a Ã©tÃ© suggÃ©rÃ© que la consommation
modÃ©rÃ©e d'alcool, en particulier de vin rouge, peut
avoir des effets bÃ©nÃ©fiques sur le systÃ¨me
immunitaire. Certains composÃ©s prÃ©sents dans le vin
rouge, tels que le resvÃ©ratrol, peuvent aider Ã
renforcer l'immunitÃ© et Ã prÃ©venir les infections.

En ce qui concerne le bien-Ãªtre mental, des Ã©tudes
ont Ã©galement montrÃ© une corrÃ©lation entre la
consommation modÃ©rÃ©e d'alcool et une rÃ©duction du
risque de dÃ©pression et de troubles cognitifs tels
que la dÃ©mence. Cependant, il est important de noter
que ces effets bÃ©nÃ©fiques peuvent varier en fonction
de facteurs individuels tels que l'Ã¢ge, le sexe et
les antÃ©cÃ©dents mÃ©dicaux.

MalgrÃ© ces avantages potentiels, il est important de
noter que la consommation modÃ©rÃ©e d'alcool n'est pas
recommandÃ©e pour tout le monde. Certains groupes de
personnes, tels que les femmes enceintes, les
personnes ayant des antÃ©cÃ©dents familiaux de
troubles liÃ©s Ã l'alcool et les personnes ayant des
problÃ¨mes de santÃ© spÃ©cifiques, doivent Ã©viter
complÃ¨tement la consommation d'alcool.

Heureusement, il existe des alternatives saines Ã la
consommation d'alcool pour ceux qui souhaitent Ã©viter
les risques potentiels associÃ©s Ã la consommation
d'alcool. Les boissons sans alcool, telles que les jus
de fruits, les eaux aromatisÃ©es et les thÃ©s Ã base
de plantes, peuvent Ãªtre des substitutions
dÃ©licieuses et rafraÃ®chissantes Ã l'alcool. De
plus, il existe de nombreuses boissons alcoolisÃ©es
sans alcool sur le marchÃ©, qui imitent le goÃ»t des
boissons alcoolisÃ©es traditionnelles sans les effets
de l'alcool.

En outre, il est important de souligner que les
avantages potentiels de la consommation modÃ©rÃ©e
d'alcool peuvent Ãªtre obtenus par d'autres moyens.
Par exemple, adopter un mode de vie sain, comprenant
une alimentation Ã©quilibrÃ©e, une activitÃ© physique
rÃ©guliÃ¨re et une gestion du stress, peut aider Ã
maintenir un cÅ“ur en bonne santÃ©. Des aliments tels
que les fruits et lÃ©gumes, les grains entiers, les
graisses saines et les protÃ©ines maigres peuvent

contribuer Ã rÃ©duire le risque de maladies
cardiovasculaires.

De plus, des Ã©tudes ont montrÃ© que certaines
habitudes de vie saines, telles que le maintien d'un
poids santÃ©, le fait de ne pas fumer et de dormir
suffisamment, peuvent Ã©galement rÃ©duire le risque de
maladies cardiovasculaires et de troubles mentaux.

En conclusion, bien que la consommation modÃ©rÃ©e
d'alcool puisse prÃ©senter certains avantages pour la
santÃ©, il est important de noter que ces avantages
sont basÃ©s sur des associations observÃ©es et qu'ils
ne s'appliquent pas Ã tout le monde. La consommation
excessive d'alcool prÃ©sente de nombreux risques pour
la santÃ©, notamment des maladies graves telles que la
cirrhose du foie, le cancer et les troubles
neurologiques. Par consÃ©quent, il est essentiel de
consommer de l'alcool avec modÃ©ration et de prendre
en compte les risques potentiels pour la santÃ©.

Pour ceux qui souhaitent Ã©viter les risques associÃ©s
Ã la consommation d'alcool, il existe de nombreuses
alternatives saines, telles que les boissons sans
alcool et les boissons alcoolisÃ©es sans alcool. De
plus, adopter un mode de vie sain comprenant une
alimentation Ã©quilibrÃ©e, une activitÃ© physique
rÃ©guliÃ¨re et une gestion du stress peut contribuer
Ã maintenir un cÅ“ur en bonne santÃ© et Ã prÃ©venir
les maladies cardiovasculaires.

En fin de compte, il est important de faire preuve de
prudence et de modÃ©ration lorsqu'il s'agit de
consommer de l'alcool. Il est essentiel de prendre en
compte les risques potentiels pour la santÃ© et de
rechercher des alternatives saines lorsque cela est
appropriÃ©. En adoptant un mode de vie Ã©quilibrÃ© et
en prenant des dÃ©cisions Ã©clairÃ©es, nous pouvons
favoriser notre bien-Ãªtre Ã long terme.

Chapitre 18 : Les dangers des drogues illicites et les
consÃ©quences sur la santÃ©

Dans ce chapitre, nous allons explorer les dangers des
drogues illicites et les consÃ©quences qu'elles
peuvent avoir sur la santÃ©. Les drogues illicites,

telles que la cocaÃ¯ne, l'hÃ©roÃ¯ne, le cannabis et
les amphÃ©tamines, sont des substances qui sont
interdites par la loi dans la plupart des pays en
raison de leurs effets nocifs sur les individus et la
sociÃ©tÃ©.

Tout d'abord, il est important de comprendre que
chaque drogue illicite a ses propres effets sur la
santÃ©. La cocaÃ¯ne, par exemple, est un puissant
stimulant du systÃ¨me nerveux central qui peut causer
une augmentation de la pression artÃ©rielle, des
problÃ¨mes cardiaques, des crises d'Ã©pilepsie et des
accidents vasculaires cÃ©rÃ©braux. L'hÃ©roÃ¯ne, quant
Ã elle, est un opioÃ¯de qui peut entraÃ®ner une
dÃ©pression respiratoire, des infections, des maladies
hÃ©patiques et des troubles mentaux.

Le cannabis, Ã©galement connu sous le nom de
marijuana, est une drogue illicite couramment
utilisÃ©e dans de nombreux pays. Bien que certains
dÃ©fendent ses utilisations mÃ©dicales potentielles,
il est important de noter que le cannabis peut
Ã©galement avoir des effets nÃ©gatifs sur la santÃ©.
L'utilisation chronique de cannabis est associÃ©e Ã
une augmentation du risque de problÃ¨mes
respiratoires, de troubles mentaux tels que la
dÃ©pression et la psychose, ainsi que de problÃ¨mes de
mÃ©moire et de concentration.

Les amphÃ©tamines, comme la mÃ©thamphÃ©tamine et
l'ecstasy, sont des stimulants puissants qui peuvent
provoquer une agitation, une hypertension artÃ©rielle,
des problÃ¨mes cardiaques, des crises d'Ã©pilepsie et
une dÃ©pendance. Ces drogues peuvent Ã©galement
entraÃ®ner des problÃ¨mes mentaux, tels que
l'anxiÃ©tÃ© et la dÃ©pression.

Outre les effets spÃ©cifiques sur la santÃ©, les
drogues illicites peuvent Ã©galement avoir des
consÃ©quences sociales, Ã©conomiques et lÃ©gales. La
consommation de drogues peut entraÃ®ner des problÃ¨mes
relationnels, des difficultÃ©s financiÃ¨res et des
problÃ¨mes juridiques. Les personnes qui consomment
rÃ©guliÃ¨rement des drogues illicites sont plus
susceptibles de rencontrer des problÃ¨mes d'emploi, de

perdre leur logement et de se retrouver dans le
systÃ¨me judiciaire.

De plus, l'abus de drogues illicites peut Ã©galement
avoir un impact sur la sociÃ©tÃ© dans son ensemble.
Les crimes liÃ©s aux drogues, tels que le trafic de
drogues et les vols commis pour financer la
consommation de drogues, sont des problÃ¨mes
persistants dans de nombreux pays. De plus, la
consommation de drogues illicites peut augmenter le
risque de comportements Ã risque tels que la conduite
en Ã©tat d'ivresse et les rapports sexuels non
protÃ©gÃ©s, ce qui peut contribuer Ã la propagation
des maladies infectieuses.

Il est donc essentiel de sensibiliser la population
aux dangers des drogues illicites et de promouvoir des
modes de vie sains et sans drogue. Les gouvernements
et les organisations de santÃ© publique doivent mettre
en place des programmes de prÃ©vention et d'Ã©ducation
pour informer les individus sur les risques et les
consÃ©quences de la consommation de drogues illicites.
Il est Ã©galement important de fournir des ressources
pour aider les personnes qui ont des problÃ¨mes de
dÃ©pendance Ã surmonter leur dÃ©pendance et Ã se
rÃ©tablir.

Enfin, il convient de souligner que la prÃ©vention est
essentielle lorsqu'il s'agit de drogues illicites.
Ã‰viter l'utilisation de drogues illicites est la
meilleure faÃ§on de prÃ©venir les consÃ©quences
nÃ©fastes sur la santÃ©. Il est important de
promouvoir des alternatives saines et positives pour
faire face au stress, Ã l'anxiÃ©tÃ© et aux autres
problÃ¨mes qui peuvent conduire Ã l'utilisation de
drogues illicites. L'Ã©ducation sur les compÃ©tences
en matiÃ¨re de rÃ©sistance Ã la pression des pairs et
l'encouragement de modes de vie sains et actifs
peuvent Ã©galement jouer un rÃ´le important dans la
prÃ©vention de l'utilisation de drogues illicites.

En conclusion, les drogues illicites prÃ©sentent de
nombreux dangers pour la santÃ© et la sociÃ©tÃ©.
Chaque drogue illicite a ses propres effets nÃ©fastes
sur la santÃ©, allant des problÃ¨mes cardiaques et
respiratoires aux troubles mentaux et Ã la

dÃ©pendance. En outre, la consommation de drogues
illicites peut entraÃ®ner des consÃ©quences sociales,
Ã©conomiques et lÃ©gales, telles que des problÃ¨mes
relationnels, des difficultÃ©s financiÃ¨res, des
problÃ¨mes d'emploi et des problÃ¨mes juridiques.

Il est donc crucial de sensibiliser les individus aux
dangers des drogues illicites et de promouvoir des
modes de vie sains et sans drogue. Cela peut Ãªtre
rÃ©alisÃ© par le biais de programmes de prÃ©vention et
d'Ã©ducation, qui mettent l'accent sur les risques et
les consÃ©quences de la consommation de drogues
illicites. Il est Ã©galement essentiel de fournir des
ressources pour aider les personnes qui sont
dÃ©pendantes Ã ces substances Ã obtenir de l'aide et
Ã se rÃ©tablir.

La prÃ©vention est la clÃ© dans la lutte contre
l'utilisation de drogues illicites. En encourageant
des alternatives positives pour faire face au stress
et aux problÃ¨mes de la vie quotidienne, en promouvant
des modes de vie sains et actifs, et en renforÃ§ant
les compÃ©tences en rÃ©sistance Ã la pression des
pairs, nous pouvons aider Ã prÃ©venir l'utilisation
de drogues illicites.

En fin de compte, il est important de reconnaÃ®tre que
les drogues illicites sont dangereuses et prÃ©sentent
de graves risques pour la santÃ© et la sociÃ©tÃ©. En
adoptant une approche prÃ©ventive et en fournissant
des ressources et un soutien aux personnes qui en ont
besoin, nous pouvons contribuer Ã rÃ©duire l'impact
nÃ©faste de ces substances sur les individus et la
communautÃ© dans son ensemble.

Chapitre 19 : Les pratiques sexuelles sÃ»res et la
prÃ©vention des infections sexuellement transmissibles

Les pratiques sexuelles sÃ»res et la prÃ©vention des
infections sexuellement transmissibles (IST) sont des
sujets d'une importance vitale. Dans ce chapitre, nous
explorerons les diffÃ©rentes mÃ©thodes de prÃ©vention
des IST et les pratiques sexuelles sÃ»res Ã adopter
pour maintenir une bonne santÃ© sexuelle.

Les IST sont des infections qui se transmettent
principalement par contact sexuel. Elles peuvent Ãªtre
causÃ©es par des bactÃ©ries, des virus ou des
parasites. Certaines des IST les plus courantes
comprennent la chlamydia, la gonorrhÃ©e, la syphilis,
l'herpÃ¨s gÃ©nital, le VIH/SIDA et les verrues
gÃ©nitales. Ces infections peuvent avoir des
consÃ©quences graves sur la santÃ©, y compris
l'infertilitÃ©, les complications pendant la grossesse
et mÃªme la mort.

La prÃ©vention des IST est cruciale pour maintenir une
bonne santÃ© sexuelle. Une des mÃ©thodes les plus
efficaces est l'utilisation du prÃ©servatif. Les
prÃ©servatifs masculins et fÃ©minins sont des
barriÃ¨res physiques qui empÃªchent le contact direct
entre les organes gÃ©nitaux et rÃ©duisent ainsi
considÃ©rablement le risque de transmission des IST.
Il est important de noter que les prÃ©servatifs ne
sont pas Ã 100% efficaces, mais ils offrent une
protection significative.

Outre l'utilisation du prÃ©servatif, il est Ã©galement
essentiel de se faire dÃ©pister rÃ©guliÃ¨rement pour
les IST. Beaucoup d'entre elles sont asymptomatiques,
ce qui signifie qu'une personne peut Ãªtre infectÃ©e
sans prÃ©senter de symptÃ´mes visibles. Cependant,
cela ne signifie pas qu'elle ne peut pas transmettre
l'infection Ã d'autres personnes. Se faire dÃ©pister
rÃ©guliÃ¨rement permet de dÃ©tecter une Ã©ventuelle
infection et de la traiter rapidement.

Dans le cas oÃ¹ une personne est diagnostiquÃ©e avec
une IST, il est crucial de suivre le traitement
prescrit par un professionnel de la santÃ©. De
nombreuses IST sont curables avec des mÃ©dicaments
appropriÃ©s. Si le traitement est interrompu ou
ignorÃ©, cela peut entraÃ®ner des complications graves
et augmenter le risque de transmission Ã d'autres
personnes.

En plus de l'utilisation du prÃ©servatif et du
dÃ©pistage rÃ©gulier, il existe d'autres pratiques
sexuelles sÃ»res Ã adopter pour rÃ©duire le risque de
transmission des IST. Par exemple, les rapports
sexuels oraux et anaux peuvent Ã©galement transmettre

des infections si les prÃ©cautions appropriÃ©es ne
sont pas prises. L'utilisation de prÃ©servatifs lors
de ces types de rapports sexuels peut rÃ©duire
considÃ©rablement le risque de transmission des IST.

Il est Ã©galement important de discuter de
l'historique des IST avec un partenaire potentiel
avant d'initier une relation sexuelle. La
communication ouverte et honnÃªte sur les
antÃ©cÃ©dents d'infections permet aux deux partenaires
de prendre des dÃ©cisions Ã©clairÃ©es concernant leur
santÃ© sexuelle. Si l'un des partenaires a une
infection active, il est essentiel de retarder les
rapports sexuels jusqu'Ã ce que le traitement soit
terminÃ© et que la guÃ©rison soit confirmÃ©e.

Enfin, il est important de souligner que la
prÃ©vention des IST ne concerne pas seulement les
pratiques sexuelles. Certaines IST, comme l'herpÃ¨s
gÃ©nital et le VIH/SIDA, peuvent Ã©galement Ãªtre
transmises par le sang ou le partage de seringues
contaminÃ©es. Il est donc important de prendre des
prÃ©cautions lors de l'utilisation de drogues
injectables ou de tout autre comportement Ã risque.

En conclusion, les pratiques sexuelles sÃ»res et la
prÃ©vention des IST sont essentielles pour maintenir
une bonne santÃ© sexuelle. L'utilisation du
prÃ©servatif, le dÃ©pistage rÃ©gulier, le traitement
appropriÃ© des infections et la communication ouverte
avec les partenaires potentiels sont des moyens
efficaces de rÃ©duire le risque de transmission des
IST. Il est important de se rappeler que la
prÃ©vention des IST ne concerne pas seulement les
pratiques sexuelles, mais aussi d'autres comportements
Ã risque. En adoptant ces pratiques, nous pouvons
tous contribuer Ã maintenir une communautÃ©
sexuellement saine et sans IST.

Chapitre 20 : Les bienfaits de l'hygiÃ¨ne personnelle
pour notre santÃ© globale

L'hygiÃ¨ne personnelle joue un rÃ´le crucial dans
notre santÃ© globale. En prenant soin de notre corps
et en adoptant de bonnes habitudes d'hygiÃ¨ne, nous
pouvons prÃ©venir de nombreuses maladies et maintenir

une bonne santÃ© physique et mentale. Dans ce chapitre, nous explorerons les bienfaits de l'hygiÃ¨ne personnelle et partagerons des conseils pratiques pour maintenir une hygiÃ¨ne optimale.

L'hygiÃ¨ne personnelle comprend toutes les pratiques visant Ã maintenir la propretÃ© et la santÃ© du corps. Cela inclut des activitÃ©s telles que se laver les mains, se brosser les dents, prendre une douche rÃ©guliÃ¨rement, se couper les ongles, se laver les cheveux, etc. Ces gestes d'hygiÃ¨ne de base sont essentiels pour Ã©liminer les saletÃ©s, les bactÃ©ries et les germes de notre corps, ce qui rÃ©duit le risque de contracter des maladies.

L'un des bienfaits les plus Ã©vidents de l'hygiÃ¨ne personnelle est la prÃ©vention des infections. En se lavant rÃ©guliÃ¨rement les mains avec du savon et de l'eau chaude, nous Ã©liminons les bactÃ©ries et les germes qui peuvent se trouver sur nos mains. Cela rÃ©duit considÃ©rablement le risque de contracter des infections telles que le rhume, la grippe, la gastro-entÃ©rite, etc. De plus, se laver les mains avant de manipuler de la nourriture est essentiel pour prÃ©venir les intoxications alimentaires.

En ce qui concerne l'hygiÃ¨ne buccale, se brosser les dents rÃ©guliÃ¨rement est essentiel pour prÃ©venir les caries, les maladies des gencives et la mauvaise haleine. Le brossage des dents Ã©limine les restes d'aliments et la plaque dentaire, qui sont les principales causes de ces problÃ¨mes dentaires. En complÃ©ment du brossage des dents, utiliser du fil dentaire et se rincer la bouche avec un bain de bouche peut Ã©galement aider Ã maintenir une bonne hygiÃ¨ne buccale.

La douche rÃ©guliÃ¨re est Ã©galement une pratique importante pour maintenir une hygiÃ¨ne corporelle optimale. La douche Ã©limine la saletÃ©, la sueur et les bactÃ©ries de notre peau, prÃ©venant ainsi les infections cutanÃ©es et les odeurs dÃ©sagrÃ©ables. Il est recommandÃ© de se laver avec de l'eau chaude et du savon doux pour une propretÃ© optimale. De plus, l'utilisation de dÃ©odorant peut aider Ã prÃ©venir les odeurs corporelles.

En ce qui concerne les cheveux, les laver
rÃ©guliÃ¨rement est important pour Ã©liminer l'excÃ¨s
de sÃ©bum, les pellicules et les saletÃ©s accumulÃ©es.
Cela contribue Ã maintenir un cuir chevelu sain et Ã
prÃ©venir les problÃ¨mes capillaires tels que les
dÃ©mangeaisons, les pellicules et la chute des
cheveux. Il est recommandÃ© d'utiliser un shampooing
adaptÃ© Ã votre type de cheveux et de les rincer
abondamment pour Ã©liminer tous les rÃ©sidus.

De plus, prendre soin de nos ongles est Ã©galement
essentiel pour maintenir une bonne hygiÃ¨ne
personnelle. Les ongles peuvent accumuler des saletÃ©s
et des bactÃ©ries, ce qui peut causer des infections
et propager des maladies. Il est important de garder
les ongles courts et propres, et d'utiliser une brosse
Ã ongles pour les nettoyer rÃ©guliÃ¨rement. De plus,
il est recommandÃ© de ne pas se ronger les ongles, car
cela peut causer des blessures et introduire des
bactÃ©ries dans la bouche.

Outre les avantages physiques, l'hygiÃ¨ne personnelle
a Ã©galement un impact positif sur notre bien-Ãªtre
mental. Se sentir propre et frais contribue Ã
renforcer notre confiance en nous et notre estime de
soi. Cela peut Ã©galement amÃ©liorer nos relations
sociales, car les autres sont plus enclins Ã se
rapprocher de personnes qui ont une bonne hygiÃ¨ne
personnelle. De plus, prendre soin de notre corps est
une forme d'amour-propre et de respect envers nous -
mÃªmes, ce qui renforce notre estime de soi et notre
satisfaction personnelle.

Pour maintenir une hygiÃ¨ne personnelle optimale,
voici quelques conseils pratiques :

1. Lavez-vous les mains rÃ©guliÃ¨rement avec du savon
    et de l'eau chaude, notamment avant de manger,
    aprÃ¨s Ãªtre allÃ© aux toilettes et aprÃ¨s avoir
    touchÃ© des surfaces potentiellement sales.

2. Brossez-vous les dents au moins deux fois par jour
    pendant deux minutes chaque fois. Utilisez une
    brosse Ã dents souple et du dentifrice fluorÃ©

pour Ã©liminer la plaque dentaire et prÃ©venir les
caries.

3. Prenez une douche quotidienne pour nettoyer votre
    corps. Utilisez un savon doux et rincez
    abondamment pour Ã©liminer tous les rÃ©sidus.

4. Lavez-vous les cheveux rÃ©guliÃ¨rement en
    utilisant un shampooing adaptÃ© Ã votre type de
    cheveux. Massez doucement le cuir chevelu pour
    Ã©liminer l'excÃ¨s de sÃ©bum et les pellicules.

5. Coupez vos ongles rÃ©guliÃ¨rement pour Ã©viter
    qu'ils ne deviennent trop longs et accumulent de
    la saletÃ©. Utilisez une brosse Ã ongles pour les
    nettoyer et Ã©vitez de vous ronger les ongles.

6. Utilisez du dÃ©odorant pour prÃ©venir les odeurs
    corporelles.

7. Changez rÃ©guliÃ¨rement vos vÃªtements et sous-
    vÃªtements pour maintenir une bonne hygiÃ¨ne.

8. Utilisez des produits de protection hygiÃ©nique
    appropriÃ©s pendant les menstruations et changez-
    les rÃ©guliÃ¨rement.

9. Ã‰vitez de toucher votre visage avec des mains
    sales pour prÃ©venir les infections cutanÃ©es.

10. Prenez soin de vos pieds en les lavant
    rÃ©guliÃ¨rement, en les sÃ©chant correctement et
    en portant des chaussures et des chaussettes
    propres.

En conclusion, maintenir une hygiÃ¨ne personnelle
adÃ©quate est essentiel pour prÃ©venir les maladies et
maintenir une bonne santÃ© physique et mentale. En
adoptant de bonnes habitudes d'hygiÃ¨ne, comme se
laver les mains rÃ©guliÃ¨rement, se brosser les dents,
prendre une douche quotidienne et prendre soin de nos
ongles et de nos cheveux, nous pouvons amÃ©liorer
notre bien-Ãªtre gÃ©nÃ©ral. Il est important de
rappeler que l'hygiÃ¨ne personnelle ne concerne pas
seulement notre apparence, mais aussi notre santÃ© et
notre estime de soi.

Chapitre 21 : Les dangers de l'exposition excessive au soleil et les moyens de se protÃ©ger

L'exposition au soleil peut Ãªtre agrÃ©able et bÃ©nÃ©fique pour notre corps, notamment en nous fournissant de la vitamine D. Cependant, une exposition excessive et sans protection adÃ©quate peut entraÃ®ner de graves problÃ¨mes de santÃ©. Dans ce chapitre, nous allons explorer les dangers de l'exposition excessive au soleil et partager des moyens efficaces de se protÃ©ger.

L'un des principaux dangers de l'exposition excessive au soleil est le risque de coups de soleil. Les coups de soleil sont causÃ©s par les rayons ultraviolets (UV) du soleil, qui endommagent la peau. Les symptÃ´mes courants des coups de soleil comprennent une peau rouge, chaude et douloureuse, des dÃ©mangeaisons, des cloques et des desquamations. Les coups de soleil augmentent le risque de cancer de la peau, de vieillissement prÃ©maturÃ© de la peau et de problÃ¨mes oculaires.

Une exposition excessive au soleil sans protection adÃ©quate peut Ã©galement augmenter le risque de cancer de la peau. Les rayons UV du soleil endommagent l'ADN des cellules cutanÃ©es, ce qui peut entraÃ®ner des mutations gÃ©nÃ©tiques et la formation de tumeurs. Les types les plus courants de cancer de la peau sont le carcinome basocellulaire, le carcinome spinocellulaire et le mÃ©lanome. Le mÃ©lanome est le type le plus dangereux de cancer de la peau, car il peut se propager rapidement Ã d'autres parties du corps.

En plus des coups de soleil et du cancer de la peau, l'exposition excessive au soleil peut Ã©galement causer d'autres problÃ¨mes de santÃ©. Par exemple, une exposition prolongÃ©e au soleil sans protection adÃ©quate peut entraÃ®ner un coup de chaleur. Le coup de chaleur survient lorsque la tempÃ©rature interne du corps augmente dangereusement, ce qui peut entraÃ®ner des symptÃ´mes tels que des maux de tÃªte, des vertiges, des nausÃ©es, une peau rouge et chaude, une respiration rapide et une confusion mentale. Le coup

de chaleur peut Ã ªtre une urgence mÃ©dicale et
nÃ©cessiter des soins immÃ©diats.

De plus, l'exposition excessive au soleil peut
accÃ©lÃ©rer le processus de vieillissement de la peau.
Les rayons UV du soleil peuvent endommager le
collagÃ¨ne et l'Ã©lastine de la peau, ce qui entraÃ®ne
l'apparition de rides, de ridules, de taches de
vieillesse et d'un teint inÃ©gal. L'exposition au
soleil peut Ã©galement provoquer une dÃ©shydratation
de la peau, la rendre sÃ¨che, terne et sans Ã©clat.
Une exposition excessive au soleil peut Ã©galement
aggraver les problÃ¨mes de peau existants, tels que
l'eczÃ©ma et le psoriasis.

Maintenant que nous avons examinÃ© les dangers de
l'exposition excessive au soleil, il est essentiel de
connaÃ®tre les moyens efficaces de se protÃ©ger. Voici
quelques mesures de protection solaire importantes Ã
prendre :

1.   Limitez votre exposition au soleil, surtout
     pendant les heures les plus chaudes de la
     journÃ©e, gÃ©nÃ©ralement entre 10h et 16h. Si vous
     devez Ã ªtre Ã l'extÃ©rieur, essayez de rester Ã
     l'ombre autant que possible.

2.   Utilisez un Ã©cran solaire avec un facteur de
     protection solaire (FPS) d'au moins 30. Appliquez
     gÃ©nÃ©reusement l'Ã©cran solaire sur toutes les
     parties exposÃ©es de votre corps, environ 15 Ã 30
     minutes avant de sortir. RÃ©appliquez toutes les
     deux heures, ou plus frÃ©quemment si vous
     transpirez ou si vous vous baignez.

3.   Portez des vÃ ªtements de protection, tels que des
     chapeaux Ã larges bords, des lunettes de soleil
     et des vÃ ªtements Ã manches longues et Ã tissu
     serrÃ©. Les vÃ ªtements foncÃ©s et Ã tissu serrÃ©
     offrent une meilleure protection contre les rayons
     UV.

4.   Utilisez des parasols ou des auvents pour vous
     protÃ©ger du soleil lorsque vous Ã ªtes Ã
     l'extÃ©rieur.

5. ProtÃ©gez vos lÃ¨vres en utilisant un baume Ã
    lÃ¨vres avec un SPF (facteur de protection
    solaire) Ã©levÃ©.

6. Portez des lunettes de soleil qui offrent une
    protection Ã 100% contre les rayons UVA et UVB.

7. Hydratez-vous rÃ©guliÃ¨rement en buvant beaucoup
    d'eau pour Ã©viter la dÃ©shydratation causÃ©e par
    le soleil.

8. Soyez conscient des mÃ©dicaments qui peuvent
    augmenter la sensibilitÃ© de votre peau au soleil.
    Certains antibiotiques, anti-inflammatoires,
    mÃ©dicaments contre l'acnÃ© et diurÃ©tiques
    peuvent rendre votre peau plus sensible aux rayons
    UV. Consultez votre mÃ©decin ou votre pharmacien
    pour plus d'informations.

9. Surveillez rÃ©guliÃ¨rement votre peau pour
    dÃ©tecter tout changement ou signe de cancer de la
    peau. Si vous remarquez des taches, des plaies qui
    ne guÃ©rissent pas, des changements de couleur ou
    de taille, consultez immÃ©diatement un
    dermatologue.

En conclusion, il est important de se protÃ©ger
efficacement contre les dangers de l'exposition
excessive au soleil. Les coups de soleil, le cancer de
la peau, les coups de chaleur et le vieillissement
prÃ©maturÃ© de la peau sont tous des risques associÃ©s
Ã une exposition excessive au soleil sans protection
adÃ©quate. En prenant des mesures de protection
solaire telles que l'utilisation d'Ã©cran solaire, le
port de vÃªtements de protection et la limitation de
l'exposition au soleil pendant les heures les plus
chaudes, nous pouvons rÃ©duire ces risques et profiter
du soleil de maniÃ¨re plus sÃ»re.

Chapitre 22 : Les avantages de la gestion du temps et
des prioritÃ©s pour rÃ©duire le stress

La gestion du temps et des prioritÃ©s est un outil
essentiel pour rÃ©duire le stress dans nos vies. Dans
notre sociÃ©tÃ© moderne, nous sommes souvent
confrontÃ©s Ã des demandes multiples et Ã un rythme

de vie effrÃ©nÃ©. Il est donc essentiel de savoir organiser notre temps et de fixer des prioritÃ©s pour maintenir un Ã©quilibre sain et Ã©viter de nous sentir submergÃ©s.

L'un des avantages les plus Ã©vidents de la gestion du temps et des prioritÃ©s est la rÃ©duction du stress. Lorsque nous avons une liste claire de tÃ¢ches Ã accomplir et que nous savons comment les organiser, nous avons moins de chances de nous sentir dÃ©bordÃ©s. Nous pouvons aborder chaque tÃ¢che de maniÃ¨re plus sereine, sachant que nous avons prÃ©vu suffisamment de temps pour l'accomplir. Cela nous permet de rester concentrÃ©s et de ne pas nous laisser distraire par d'autres demandes.

En fixant des prioritÃ©s, nous pouvons Ã©galement Ã©viter de nous sentir submergÃ©s par un trop grand nombre de tÃ¢ches. En identifiant les tÃ¢ches les plus importantes et en les classant par ordre de prioritÃ©, nous pouvons nous concentrer sur ce qui est vraiment essentiel et laisser de cÃ´tÃ© les tÃ¢ches moins urgentes. Cela nous permet de gagner du temps et de l'Ã©nergie pour les tÃ¢ches les plus importantes, ce qui rÃ©duit le stress liÃ© Ã la procrastination et Ã la sensation de ne jamais en faire assez.

La gestion du temps et des prioritÃ©s nous permet Ã©galement d'Ã©tablir des objectifs clairs et atteignables. Lorsque nous savons exactement ce que nous voulons accomplir et comment y parvenir, nous avons plus de chances de rÃ©ussir. Cela nous donne un sentiment d'accomplissement et de satisfaction, ce qui contribue Ã rÃ©duire le stress. De plus, en Ã©tablissant des Ã©chÃ©ances rÃ©alistes pour nos objectifs, nous pouvons Ã©viter de nous mettre une pression excessive et de nous sentir dÃ©passÃ©s.

Un autre avantage de la gestion du temps et des prioritÃ©s est qu'elle nous permet de mieux Ã©quilibrer notre vie professionnelle et notre vie personnelle. En organisant notre temps de maniÃ¨re efficace, nous pouvons consacrer suffisamment de temps Ã nos obligations professionnelles tout en prÃ©servant du temps pour nos loisirs, nos proches et notre bien-Ãªtre. Cela nous aide Ã Ã©viter le

sentiment d'Ã©puisement et de surmenage, et nous
permet de profiter pleinement de chaque aspect de
notre vie.

En apprenant Ã gÃ©rer notre temps et nos prioritÃ©s,
nous dÃ©veloppons Ã©galement des compÃ©tences
essentielles pour notre carriÃ¨re. Les employeurs
apprÃ©cient les personnes qui sont capables de
s'organiser et de respecter les dÃ©lais. En Ã©tant
efficace et en accomplissant nos tÃ¢ches de maniÃ¨re
proactive, nous pouvons Ã©galement amÃ©liorer notre
productivitÃ© et notre performance au travail. Cela
peut nous aider Ã obtenir des promotions et Ã
progresser dans notre carriÃ¨re, ce qui contribue Ã
rÃ©duire le stress liÃ© Ã l'insÃ©curitÃ©
professionnelle.

Enfin, la gestion du temps et des prioritÃ©s nous aide
Ã gagner en confiance en nous-mÃªmes. Lorsque nous
sommes capables de respecter nos engagements et
d'accomplir nos tÃ¢ches de maniÃ¨re efficace, nous
nous sentons plus compÃ©tents et plus confiants dans
nos capacitÃ©s. Cela renforce notre estime de soi et
nous permet de faire face aux dÃ©fis avec plus de
sÃ©rÃ©nitÃ©. Nous sommes moins susceptibles de nous
laisser submerger par le stress et plus aptes Ã
trouver des solutions aux problÃ¨mes qui se
prÃ©sentent Ã nous.

En conclusion, la gestion du temps et des prioritÃ©s
est un outil essentiel pour rÃ©duire le stress dans
nos vies. Elle nous permet de rester calmes et
concentrÃ©s, d'Ã©tablir des objectifs atteignables, de
mieux Ã©quilibrer notre vie personnelle et
professionnelle, d'amÃ©liorer nos compÃ©tences
professionnelles, et de gagner en confiance en nous-
mÃªmes. En apprenant Ã organiser notre temps et Ã
fixer des prioritÃ©s, nous pouvons vivre une vie plus
Ã©quilibrÃ©e et plus Ã©panouissante, en Ã©vitant les
sentiments de stress et d'Ã©puisement. La gestion du
temps et des prioritÃ©s nous permet de prendre le
contrÃ´le de notre vie et de nous sentir plus en
harmonie avec nous-mÃªmes.

Pour commencer Ã mettre en place une gestion du temps
et des prioritÃ©s efficace, il est important de

commencer par Ã©valuer notre emploi du temps actuel.
Nous pouvons noter toutes nos tÃ¢ches et activitÃ©s
quotidiennes, ainsi que le temps que nous y
consacrons. Cela nous aidera Ã identifier les
activitÃ©s qui nous prennent le plus de temps et Ã
dÃ©terminer si elles sont vraiment essentielles ou si
elles pourraient Ãªtre rÃ©duites ou Ã©liminÃ©es.

Ensuite, nous pouvons Ã©tablir une liste de tÃ¢ches Ã
accomplir, en les classant par ordre de prioritÃ©. Il
est important de se concentrer sur les tÃ¢ches les
plus importantes et urgentes, et de les accomplir en
premier. Cela nous permettra de nous sentir plus
productifs et de ne pas nous laisser submerger par un
trop grand nombre de tÃ¢ches.

Il est Ã©galement important de planifier notre temps
de maniÃ¨re rÃ©aliste. Il est facile de surestimer le
temps que nous avons disponible et de surcharger notre
emploi du temps. En fixant des Ã©chÃ©ances rÃ©alistes
pour nos tÃ¢ches, nous Ã©vitons de nous mettre une
pression excessive et de nous sentir dÃ©bordÃ©s.

La gestion du temps et des prioritÃ©s implique
Ã©galement de savoir dire non. Il est important de
reconnaÃ®tre nos limites et de ne pas accepter plus de
tÃ¢ches que nous ne pouvons en rÃ©aliser. Apprendre Ã
dÃ©lÃ©guer certaines tÃ¢ches ou Ã demander de l'aide
peut Ã©galement nous aider Ã allÃ©ger notre charge de
travail et Ã rÃ©duire le stress.

Enfin, il est essentiel de prÃ©voir du temps pour
nous-mÃªmes, pour nos loisirs, notre bien-Ãªtre et nos
proches. Prendre soin de nous-mÃªmes et de nos
relations est crucial pour maintenir un Ã©quilibre
sain dans notre vie. Cela nous aide Ã nous ressourcer
et Ã mieux faire face aux dÃ©fis quotidiens.

En conclusion, la gestion du temps et des prioritÃ©s
est un outil puissant pour rÃ©duire le stress dans nos
vies. En apprenant Ã organiser notre temps, Ã fixer
des prioritÃ©s et Ã prendre soin de nous-mÃªmes, nous
pouvons vivre une vie plus Ã©quilibrÃ©e et plus
Ã©panouissante. Nous pouvons Ã©viter de nous sentir
submergÃ©s, amÃ©liorer notre productivitÃ© et
dÃ©velopper notre confiance en nous-mÃªmes. Alors,

prenons le temps de planifier notre temps et de fixer
des prioritÃ©s, cela en vaut la peine pour notre bien-
Ãªtre et notre bonheur.

Chapitre 23 : Les stratÃ©gies pour maintenir une bonne
santÃ© mentale dans un monde moderne

Dans notre monde moderne, il est de plus en plus
important de prendre soin de notre santÃ© mentale. Les
pressions de la vie quotidienne, le stress, la
surcharge de travail et les exigences constantes
peuvent avoir un impact nÃ©gatif sur notre bien-Ãªtre
mental. Heureusement, il existe des stratÃ©gies
efficaces pour maintenir une bonne santÃ© mentale et
prÃ©venir les problÃ¨mes de santÃ© mentale. Dans ce
chapitre, nous explorerons certaines de ces
stratÃ©gies.

Tout d'abord, il est essentiel de prendre soin de
notre corps. Une alimentation Ã©quilibrÃ©e, riche en
nutriments essentiels, peut avoir un impact positif
sur notre santÃ© mentale. Des Ã©tudes ont montrÃ© que
certains aliments, comme les fruits et lÃ©gumes, les
poissons gras et les noix, peuvent avoir des effets
bÃ©nÃ©fiques sur notre humeur et notre bien-Ãªtre. De
plus, l'exercice rÃ©gulier est un excellent moyen de
rÃ©duire le stress, d'amÃ©liorer notre humeur et de
favoriser la production de neurotransmetteurs qui
jouent un rÃ´le clÃ© dans notre santÃ© mentale.

Ensuite, il est important de prendre le temps de se
dÃ©tendre et de se reposer. Dans notre sociÃ©tÃ©
moderne axÃ©e sur la productivitÃ© et la performance,
il est facile de nÃ©gliger notre besoin de repos et de
dÃ©tente. Cependant, la relaxation et le repos sont
essentiels pour recharger nos batteries mentales. Il
peut s'agir de pratiquer des activitÃ©s relaxantes
comme la mÃ©ditation, le yoga, la lecture ou la marche
dans la nature. Il est Ã©galement important de
s'assurer que nous avons une quantitÃ© suffisante de
sommeil de qualitÃ©, car le sommeil joue un rÃ´le
crucial dans notre santÃ© mentale.

La gestion du stress est Ã©galement une stratÃ©gie
clÃ© pour maintenir une bonne santÃ© mentale. Dans
notre monde moderne, nous sommes souvent confrontÃ©s

Ã des situations stressantes, qu'il s'agisse de
problÃ¨mes au travail, de conflits familiaux ou de
pressions financiÃ¨res. Il est donc important de
dÃ©velopper des techniques pour faire face au stress
de maniÃ¨re efficace. Cela peut inclure la pratique de
la pleine conscience, la relaxation musculaire
progressive, la respiration profonde ou l'Ã©coute de
musique apaisante. Il est Ã©galement utile
d'identifier et d'Ã©viter les dÃ©clencheurs de stress
autant que possible et de mettre en place des
stratÃ©gies d'adaptation saines, comme la
planification de temps pour des activitÃ©s agrÃ©ables
et relaxantes.

La connexion sociale est un autre aspect essentiel de
notre santÃ© mentale. Dans un monde de plus en plus
connectÃ©, il est paradoxal que de nombreuses
personnes se sentent seules et isolÃ©es. La recherche
montre que les relations sociales solides et positives
sont liÃ©es Ã une meilleure santÃ© mentale. Il est
donc important de cultiver des relations
significatives avec nos proches, nos amis et notre
communautÃ©. Cela peut inclure le maintien de contacts
rÃ©guliers avec nos proches, la participation Ã des
activitÃ©s sociales et la recherche de soutien lorsque
nous en avons besoin.

Une autre stratÃ©gie importante pour maintenir une
bonne santÃ© mentale est de cultiver une attitude
positive. Notre Ã©tat d'esprit et nos pensÃ©es peuvent
avoir un impact significatif sur notre santÃ© mentale.
Il est important de cultiver des pensÃ©es positives et
de pratiquer la gratitude. La gratitude consiste Ã
reconnaÃ®tre et Ã apprÃ©cier les aspects positifs de
notre vie, mÃªme dans les moments difficiles. Cela
peut inclure la tenue d'un journal de gratitude, oÃ¹
nous notons quotidiennement les choses pour lesquelles
nous sommes reconnaissants, ou simplement prendre le
temps chaque jour de rÃ©flÃ©chir Ã ce que nous
apprÃ©cions dans notre vie.

Enfin, il est important de demander de l'aide lorsque
nous en avons besoin. Il est normal de traverser des
moments difficiles et de faire face Ã des problÃ¨mes
de santÃ© mentale. Cependant, il est essentiel de ne
pas rester seul et de demander de l'aide lorsque cela

est nÃ©cessaire. Cela peut inclure le fait de parler
Ã un ami de confiance, Ã un membre de la famille ou
Ã un professionnel de la santÃ© mentale. Il existe
Ã©galement de nombreuses ressources en ligne et des
lignes d'assistance tÃ©lÃ©phoniques disponibles pour
offrir du soutien et des conseils.

En conclusion, maintenir une bonne santÃ© mentale dans
un monde moderne peut Ãªtre un dÃ©fi, mais il est
possible d'adopter des stratÃ©gies efficaces pour y
parvenir. Prendre soin de notre corps, se dÃ©tendre et
se reposer, gÃ©rer le stress, cultiver des relations
sociales positives, adopter une attitude positive et
demander de l'aide lorsque nÃ©cessaire sont toutes des
stratÃ©gies importantes pour maintenir une bonne
santÃ© mentale. Il est important de se rappeler que la
santÃ© mentale est tout aussi importante que la santÃ©
physique, et prendre soin de notre bien-Ãªtre mental
est essentiel pour mener une vie Ã©panouissante et
satisfaisante.

Chapitre 24 : Les bienfaits de la pratique rÃ©guliÃ¨re
de loisirs et de hobbies

Dans notre vie trÃ©pidante et souvent stressante, il
est essentiel de prendre le temps de se dÃ©tendre et
de se ressourcer. Une maniÃ¨re efficace de le faire
est de s'adonner rÃ©guliÃ¨rement Ã des loisirs et Ã
des hobbies qui nous passionnent. Que ce soit la
peinture, la danse, le jardinage, la lecture ou toute
autre activitÃ© qui nous procure du plaisir, la
pratique rÃ©guliÃ¨re de loisirs et de hobbies
prÃ©sente de nombreux bienfaits pour notre bien-Ãªtre
physique, mental et Ã©motionnel. Dans ce chapitre,
nous explorerons certains de ces bienfaits.

Tout d'abord, la pratique rÃ©guliÃ¨re de loisirs et de
hobbies nous permet de nous Ã©vader du stress et des
responsabilitÃ©s de la vie quotidienne. Lorsque nous
nous adonnons Ã une activitÃ© que nous aimons, notre
esprit se dÃ©tend et se concentre sur le moment
prÃ©sent. Cela nous permet de faire une pause mentale,
de relÃ¢cher la pression et de nous ressourcer. Que ce
soit en peignant un paysage, en jouant de la musique
ou en pratiquant le yoga, nous sommes transportÃ©s

dans un Ã©tat de flow oÃ¹ le temps semble s'arrÃªter
et oÃ¹ nous pouvons nous perdre dans notre passion.

En pratiquant rÃ©guliÃ¨rement des loisirs et des
hobbies, nous nourrissons Ã©galement notre
crÃ©ativitÃ©. Ces activitÃ©s nous permettent
d'exprimer notre individualitÃ© et notre imagination.
Que ce soit en Ã©crivant des histoires, en cuisinant
de nouvelles recettes ou en crÃ©ant des objets
d'artisanat, nous stimulons notre esprit crÃ©atif et
dÃ©veloppons notre sens de l'innovation. La
crÃ©ativitÃ© est une qualitÃ© prÃ©cieuse dans tous les
domaines de la vie, que ce soit au travail, dans nos
relations ou simplement pour rÃ©soudre des problÃ¨mes
quotidiens.

De plus, la pratique rÃ©guliÃ¨re de loisirs et de
hobbies peut Ãªtre une excellente source de motivation
et de satisfaction personnelle. Lorsque nous nous
engageons dans une activitÃ© que nous aimons, nous
pouvons fixer des objectifs et travailler Ã les
atteindre. Cela nous donne un sentiment
d'accomplissement et de fiertÃ© lorsque nous
rÃ©ussissons. Que ce soit pour terminer un marathon,
terminer un projet artistique ou jouer une chanson
difficile, le sentiment de satisfaction que nous
ressentons lorsque nous atteignons nos objectifs est
inestimable.

Les loisirs et les hobbies peuvent Ã©galement Ãªtre un
moyen de renforcer nos relations sociales et de crÃ©er
des liens avec les autres. Participer Ã des
activitÃ©s partagÃ©es avec des amis, des membres de la
famille ou des membres d'un club ou d'une association
nous permet de partager des expÃ©riences, des
intÃ©rÃªts communs et de dÃ©velopper des amitiÃ©s
solides. Par exemple, rejoindre une Ã©quipe de sport,
un groupe de lecture ou un atelier d'art nous met en
contact avec des personnes partageant les mÃªmes
intÃ©rÃªts, ce qui favorise les interactions sociales
positives et renforce notre sentiment d'appartenance
Ã une communautÃ©.

En pratiquant rÃ©guliÃ¨rement des loisirs et des
hobbies, nous pouvons Ã©galement amÃ©liorer notre
santÃ© physique. De nombreuses activitÃ©s

rÃ©crÃ©atives impliquent un certain degrÃ© d'activitÃ©
physique, ce qui peut contribuer Ã notre forme
physique et Ã notre bien-Ãªtre gÃ©nÃ©ral. Que ce soit
en faisant du vÃ©lo, en jouant au tennis ou en
dansant, nous stimulons notre systÃ¨me
cardiovasculaire, renforÃ§ons nos muscles et
amÃ©liorons notre coordination et notre souplesse. Par
consÃ©quent, la pratique rÃ©guliÃ¨rc dc loisirs et de
hobbies peut contribuer Ã rÃ©duire le risque de
maladies liÃ©es au mode de vie, telles que les
maladies cardiaques et l'obÃ©sitÃ©.

En plus des bienfaits physiques, les loisirs et les
hobbies ont Ã©galement un impact positif sur notre
santÃ© mentale et Ã©motionnelle. Lorsque nous nous
adonnons Ã une activitÃ© qui nous passionne, notre
cerveau libÃ¨re des endorphines, des
neurotransmetteurs qui amÃ©liorent notre humeur et
rÃ©duisent le stress. Cela peut nous aider Ã faire
face aux dÃ©fis de la vie quotidienne, Ã rÃ©duire les
symptÃ´mes de l'anxiÃ©tÃ© et de la dÃ©pression, et Ã
favoriser une sensation de bien-Ãªtre gÃ©nÃ©ral. De
plus, la pratique rÃ©guliÃ¨re de loisirs et de hobbies
peut Ãªtre un moyen efficace de gÃ©rer le stress et de
trouver un Ã©quilibre dans notre vie. En nous
accordant du temps pour nos passions et nos
intÃ©rÃªts, nous crÃ©ons un espace pour nous
ressourcer, pour nous reconnecter avec nous-mÃªmes et
pour nous sentir plus Ã©panouis.

En conclusion, la pratique rÃ©guliÃ¨re de loisirs et
de hobbies offre de nombreux bienfaits pour notre
bien-Ãªtre physique, mental et Ã©motionnel. Cela nous
permet de nous Ã©vader du stress, de nourrir notre
crÃ©ativitÃ©, de renforcer nos relations sociales,
d'amÃ©liorer notre santÃ© physique et de favoriser
notre Ã©quilibre mental. Il est donc essentiel de
trouver du temps dans notre emploi du temps chargÃ©
pour s'adonner Ã nos passions et Ã nos intÃ©rÃªts.
Que ce soit en pratiquant une activitÃ© artistique, en
faisant du sport ou en explorant de nouveaux domaines,
les loisirs et les hobbies sont une source prÃ©cieuse
de joie, de satisfaction et de bien-Ãªtre dans notre
vie.

Chapitre 25 : Les avantages des relations sociales et
de la connexion avec les autres

Dans le chapitre, nous explorons les avantages des
relations sociales et de la connexion avec les autres.
L'Ãªtre humain est un Ãªtre social par nature, et ces
interactions avec les autres jouent un rÃ´le crucial
dans notre bien-Ãªtre et notre Ã©panouissement.

Tout d'abord, les relations sociales offrent un
soutien Ã©motionnel. Lorsque nous sommes entourÃ©s de
personnes qui nous comprennent et nous soutiennent,
nous nous sentons moins seuls et plus confiants. Les
amis et la famille peuvent Ãªtre lÃ pour nous
Ã©couter, nous encourager et nous aider Ã traverser
les moments difficiles. Ils peuvent nous donner des
conseils prÃ©cieux et nous aider Ã prendre des
dÃ©cisions importantes. En partageant nos expÃ©riences
et nos Ã©motions avec les autres, nous pouvons
Ã©galement mieux comprendre et gÃ©rer nos propres
sentiments.

Ensuite, les relations sociales favorisent la santÃ©
mentale. Des Ã©tudes ont montrÃ© que les personnes qui
ont des relations sociales solides sont moins
susceptibles de souffrir de dÃ©pression, d'anxiÃ©tÃ©
et de stress. Le fait de se sentir aimÃ© et soutenu
par les autres peut aider Ã renforcer notre estime de
soi et notre confiance en nous. De plus, les
interactions sociales stimulent notre cerveau et
peuvent nous aider Ã rester mentalement actifs et
alertes tout au long de notre vie. Les activitÃ©s
sociales, comme les jeux de sociÃ©tÃ© et les
discussions animÃ©es, peuvent Ã©galement Ãªtre
amusantes et stimulantes sur le plan cognitif.

Les relations sociales ont Ã©galement un impact
positif sur notre santÃ© physique. Des Ã©tudes ont
montrÃ© que les personnes socialement actives ont
tendance Ã vivre plus longtemps et Ã Ãªtre en
meilleure santÃ© que celles qui sont isolÃ©es. Les
interactions sociales rÃ©guliÃ¨res peuvent rÃ©duire le
risque de dÃ©velopper certaines maladies chroniques,
telles que les maladies cardiaques, l'hypertension
artÃ©rielle et le diabÃ¨te. De plus, les relations
sociales peuvent encourager des comportements sains,

tels que l'exercice rÃ©gulier, une alimentation
Ã©quilibrÃ©e et le respect du sommeil. Les activitÃ©s
sociales, comme la danse et les sports d'Ã©quipe,
peuvent Ã©galement Ãªtre une excellente occasion de
rester actif et en forme.

Les relations sociales sont Ã©galement bÃ©nÃ©fiques
sur le plan professionnel. De nombreuses opportunitÃ©s
d'emploi et de carriÃ¨re dÃ©coulent des connexions que
nous Ã©tablissons avec les autres. Les rÃ©seaux
professionnels peuvent nous aider Ã dÃ©couvrir de
nouvelles opportunitÃ©s d'emploi, Ã obtenir des
recommandations et Ã Ã©largir nos connaissances et
nos compÃ©tences. De plus, les relations de travail
positives et collaboratives peuvent amÃ©liorer la
productivitÃ© et la satisfaction au travail. La
communication ouverte et le soutien mutuel entre
collÃ¨gues peuvent contribuer Ã un environnement de
travail sain et harmonieux.

Enfin, les relations sociales nous offrent la
possibilitÃ© de dÃ©couvrir de nouvelles idÃ©es,
cultures et perspectives. En rencontrant des personnes
ayant des expÃ©riences de vie diffÃ©rentes des
nÃ´tres, nous pouvons Ã©largir nos horizons et
remettre en question nos propres opinions et
croyances. Les conversations informelles peuvent Ãªtre
une source d'apprentissage continu et nous aider Ã
rester curieux et ouverts d'esprit. De plus, les
relations interculturelles peuvent favoriser la
tolÃ©rance et la comprÃ©hension entre les diffÃ©rents
groupes de la sociÃ©tÃ©.

En conclusion, les relations sociales et la connexion
avec les autres offrent de nombreux avantages pour
notre bien-Ãªtre et notre Ã©panouissement. Elles nous
fournissent un soutien Ã©motionnel, favorisent la
santÃ© mentale et physique, renforcent notre rÃ©seau
professionnel et nous permettent de dÃ©couvrir de
nouvelles idÃ©es et perspectives. Il est important de
cultiver et de maintenir des relations sociales
positives tout au long de notre vie afin de profiter
pleinement de ces avantages.

Chapitre 26 : Les dangers de la pollution
environnementale et les moyens de la rÃ©duire

La pollution environnementale est un problÃ¨me
croissant dans le monde entier. Elle est causÃ©e par
diverses activitÃ©s humaines, telles que l'industrie,
l'agriculture intensive, le transport et la gestion
des dÃ©chets. Cette pollution a des effets
dÃ©vastateurs sur notre planÃ¨te et sur notre santÃ©.
Dans ce chapitre, nous explorerons les dangers de la
pollution environnementale et les moyens de la
rÃ©duire.

Les dangers de la pollution environnementale

La pollution de l'air est l'un des principaux
problÃ¨mes environnementaux auxquels nous sommes
confrontÃ©s. Les Ã©missions de gaz Ã effet de serre
provenant de l'industrie, des transports et de la
production d'Ã©nergie contribuent au rÃ©chauffement
climatique. Cela entraÃ®ne des changements
climatiques, tels que des tempÃ©ratures plus
Ã©levÃ©es, des phÃ©nomÃ¨nes mÃ©tÃ©orologiques
extrÃªmes et la fonte des glaces. Ces changements ont
des consÃ©quences graves pour la biodiversitÃ©,
l'agriculture et la santÃ© humaine.

La pollution de l'air a Ã©galement un impact direct
sur notre santÃ©. Les particules fines et les gaz
toxiques Ã©mis par les vÃ©hicules et les usines
peuvent entraÃ®ner des problÃ¨mes respiratoires, comme
l'asthme et les maladies pulmonaires. De plus,
l'exposition Ã long terme Ã la pollution de l'air
peut augmenter le risque de maladies cardiaques, de
cancers et d'autres problÃ¨mes de santÃ© graves.

La pollution de l'eau est un autre problÃ¨me
environnemental majeur. Les produits chimiques
toxiques provenant de l'industrie, de l'agriculture et
des dÃ©chets domestiques sont rejetÃ©s dans les
riviÃ¨res, les lacs et les ocÃ©ans. Cela a des
consÃ©quences dÃ©sastreuses pour la faune et la flore
aquatiques. Les poissons et autres animaux marins
peuvent Ãªtre empoisonnÃ©s par ces substances
toxiques, ce qui entraÃ®ne une diminution de la
biodiversitÃ© et des dÃ©sÃ©quilibres Ã©cologiques.

De plus, la pollution de l'eau a un impact sur notre
approvisionnement en eau potable. Les eaux
souterraines et les rÃ©serves d'eau douce sont
contaminÃ©es par des produits chimiques nocifs,
rendant l'eau impropre Ã la consommation humaine.
Cela peut entraÃ®ner des problÃ¨mes de santÃ© graves,
tels que des infections gastro-intestinales et des
maladies d'origine hydrique.

La pollution des sols est Ã©galement un problÃ¨me
majeur. Les produits chimiques toxiques utilisÃ©s dans
l'agriculture intensive et l'industrie peuvent
contaminer les sols, rendant les terres agricoles
infertiles. Cela a un impact sur la sÃ©curitÃ©
alimentaire et la nutrition des populations. De plus,
les sols polluÃ©s peuvent Ãªtre une source de
pollution de l'eau, car les produits chimiques peuvent
s'infiltrer dans les nappes phrÃ©atiques et les
rÃ©serves d'eau souterraines.

Les moyens de rÃ©duire la pollution environnementale

Pour lutter contre la pollution environnementale, il
est essentiel de prendre des mesures pour rÃ©duire les
Ã©missions de gaz Ã effet de serre et promouvoir des
pratiques durables dans tous les secteurs d'activitÃ©.

Dans le secteur de l'Ã©nergie, il est important de
promouvoir les Ã©nergies renouvelables, telles que
l'Ã©nergie solaire et Ã©olienne, qui sont propres et
ne produisent pas de gaz Ã effet de serre. Il est
Ã©galement nÃ©cessaire de favoriser l'efficacitÃ©
Ã©nergÃ©tique, en encourageant l'utilisation de
technologies et de matÃ©riaux plus efficaces, ainsi
que la conservation de l'Ã©nergie.

Dans le secteur des transports, il est crucial de
promouvoir des modes de dÃ©placement plus durables,
tels que le covoiturage, l'utilisation des transports
en commun et le vÃ©lo. Il est Ã©galement important
d'investir dans les infrastructures nÃ©cessaires pour
faciliter ces modes de transport, tels que les pistes
cyclables et les rÃ©seaux de transport en commun.

Dans le secteur de l'industrie, il est essentiel de
promouvoir des pratiques de production plus durables

et d'encourager l'utilisation de technologies prop res
et respectueuses de l'environnement. Cela peut inclure
l'adoption de normes de production plus strictes, la
rÃ©duction des dÃ©chets et des Ã©missions, ainsi que
l'utilisation de matÃ©riaux recyclÃ©s et durables.

Dans le secteur de l'agriculture, il est important de
promouvoir des pratiques agricoles durables, telles
que l'agriculture biologique, la rotation des cultures
et la rÃ©duction de l'utilisation de pesticides et
d'engrais chimiques. Il est Ã©galement essentiel de
protÃ©ger les Ã©cosystÃ¨mes naturels, tels que les
zones humides et les forÃªts, qui jouent un rÃ´le
crucial dans la prÃ©servation de la biodiversitÃ© et
la rÃ©gulation du climat.

En ce qui concerne la gestion des dÃ©chets, il est
essentiel de promouvoir le recyclage, la
rÃ©utilisation et la rÃ©duction des dÃ©chets. Cela
peut inclure la mise en place de systÃ¨mes de collecte
sÃ©lective, la sensibilisation du public Ã
l'importance du recyclage et l'encouragement des
entreprises Ã adopter des pratiques de gestion des
dÃ©chets plus durables.

Enfin, il est important de sensibiliser le public Ã
l'importance de la protection de l'environnement et de
la rÃ©duction de la pollution. Cela peut Ãªtre fait Ã
travers des campagnes d'information et d'Ã©ducation,
des activitÃ©s de sensibilisation dans les Ã©coles et
les communautÃ©s, ainsi que des incitations
Ã©conomiques, telles que des incitations fiscales pour
les pratiques durables.

En conclusion, la pollution environnementale est un
problÃ¨me mondial qui a des consÃ©quences
dÃ©vastatrices sur notre planÃ¨te et notre santÃ©. Il
est essentiel de prendre des mesures pour rÃ©duire les
Ã©missions de gaz Ã effet de serre, promouvoir des
pratiques durables et adopter des modes de vie
respectueux de l'environnement. En travaillant
ensemble, nous pouvons protÃ©ger notre planÃ¨te pour
les gÃ©nÃ©rations futures et assurer un avenir durable
pour tous.

Chapitre 27 : Les bienfaits de la consommation
responsable et durable pour notre santÃ© et celle de
la planÃ¨te

La consommation responsable et durable est devenue de
plus en plus importante dans le monde d'aujourd'hui.
Elle consiste Ã faire des choix Ã©clairÃ©s et
conscients dans nos habitudes de consommation, en
prenant en compte l'impact sur notre santÃ© et sur
l'environnement. Dans ce chapitre, nous explorerons
les bienfaits de la consommation responsable et
durable pour notre santÃ© et celle de la planÃ¨te.

La consommation responsable et durable pour notre
santÃ©

La consommation responsable et durable peut avoir de
nombreux avantages pour notre santÃ©. Tout d'abord,
elle nous encourage Ã consommer des aliments sains et
nutritifs. En privilÃ©giant les produits biologiques
et locaux, nous rÃ©duisons notre exposition aux
pesticides et aux produits chimiques nocifs. Les
aliments biologiques sont Ã©galement souvent plus
riches en nutriments et en vitamines, ce qui contribue
Ã une alimentation plus Ã©quilibrÃ©e et bÃ©nÃ©fique
pour notre santÃ©.

De plus, la consommation responsable et durable nous
incite Ã rÃ©duire notre consommation de produits
transformÃ©s et riches en sucre, en sel et en gras. En
optant pour des aliments frais et non transformÃ©s,
nous amÃ©liorons notre alimentation et rÃ©duisons le
risque de maladies cardiovasculaires, d'obÃ©sitÃ© et
de diabÃ¨te.

La consommation responsable et durable favorise
Ã©galement l'utilisation de produits de soins
personnels et mÃ©nagers plus naturels et respectueux
de l'environnement. De nombreux produits de
consommation courante contiennent des produits
chimiques nocifs pour notre santÃ©, tels que les
parabÃ¨nes et les phtalates. En choisissant des
produits naturels et biologiques, nous rÃ©duisons
notre exposition Ã ces produits chimiques et
prÃ©servons notre santÃ©.

De plus, la consommation responsable et durable nous
encourage Ã adopter un mode de vie plus actif et
respectueux de notre corps. Elle nous incite Ã
privilÃ©gier les transports actifs, tels que la marche
ou le vÃ©lo, plutÃ´t que la voiture. Elle nous
encourage Ã©galement Ã pratiquer des activitÃ©s
physiques rÃ©guliÃ¨res, ce qui contribue Ã notre
bien-Ãªtre physique et mental.

La consommation responsable et durable pour la
planÃ¨te

La consommation responsable et durable a Ã©galement de
nombreux bienfaits pour la planÃ¨te. Tout d'abord,
elle contribue Ã rÃ©duire notre empreinte
Ã©cologique. En optant pour des produits durables et
Ã©co-responsables, nous rÃ©duisons notre consommation
d'Ã©nergie et de ressources naturelles. Par exemple,
en choisissant des appareils Ã©lectromÃ©nagers
Ã©conergÃ©tiques, nous rÃ©duisons notre consommation
d'Ã©lectricitÃ©. En utilisant des sacs rÃ©utilisables
plutÃ´t que des sacs en plastique, nous rÃ©duisons
notre consommation de plastique Ã usage unique.

La consommation responsable et durable nous encourage
Ã©galement Ã rÃ©duire notre production de dÃ©chets.
En privilÃ©giant les produits avec un emballage
minimal ou recyclable, nous rÃ©duisons la quantitÃ© de
dÃ©chets que nous gÃ©nÃ©rons. En adoptant des
pratiques de rÃ©utilisation et de recyclage, nous
contribuons Ã la prÃ©servation des ressources
naturelles et Ã la rÃ©duction de la pollution.

La consommation responsable et durable favorise
Ã©galement la protection de la biodiversitÃ© et des
Ã©cosystÃ¨mes. En privilÃ©giant les produits issus de
l'agriculture biologique et de l'agriculture locale,
nous soutenons des pratiques agricoles respectueuses
de l'environnement. Cela contribue Ã la prÃ©servation
des sols, de l'eau et de la biodiversitÃ©, et Ã la
rÃ©duction de l'utilisation de pesticides et d'engrais
chimiques nocifs.

De plus, la consommation responsable et durable
encourage le commerce Ã©quitable et soutient les
communautÃ©s locales. En choisissant des produits

Ã©quitables et locaux, nous contribuons Ã amÃ©liorer
les conditions de vie des producteurs et des
travailleurs, tout en rÃ©duisant l'empreinte carbone
liÃ©e au transport des marchandises.

La consommation responsable et durable pour
l'Ã©conomie

En plus des bienfaits pour notre santÃ© et pour la
planÃ¨te, la consommation responsable et durable peut
Ã©galement avoir un impact positif sur l'Ã©conom ie.
En encourageant l'achat de produits locaux et
durables, nous soutenons les petites entreprises et
favorisons l'Ã©conomie locale. Cela crÃ©e des emplois
et contribue au dÃ©veloppement Ã©conomique des
communautÃ©s.

De plus, la consommation responsable et durable
favorise l'innovation et la crÃ©ation d'emplois dans
les secteurs verts. Les entreprises qui proposent des
produits et services respectueux de l'environnement
sont de plus en plus demandÃ©es, ce qui stimule
l'innovation dans le domaine de la durabilitÃ©. Cela
permet la crÃ©ation de nouvelles opportunitÃ©s
d'emploi dans des secteurs tels que les Ã©nergies
renouvelables, l'agriculture biologique, la gestion
des dÃ©chets et bien d'autres.

La consommation responsable et durable encourage
Ã©galement une Ã©conomie circulaire, basÃ©e sur la
rÃ©utilisation, le recyclage et la rÃ©duction des
dÃ©chets. Cela favorise la crÃ©ation de chaÃ®nes
d'approvisionnement durables et responsables, oÃ¹ les
produits sont conÃ§us pour Ãªtre rÃ©parÃ©s,
rÃ©utilisÃ©s ou recyclÃ©s. Cela permet de rÃ©duire la
dÃ©pendance aux ressources naturelles et de minimiser
l'impact environnemental de la production et de la
consommation.

En conclusion, la consommation responsable et durable
prÃ©sente de nombreux avantages pour notre santÃ©,
pour la planÃ¨te et pour l'Ã©conomie. En faisant des
choix Ã©clairÃ©s et conscients dans nos habitudes de
consommation, nous pouvons contribuer Ã prÃ©server
notre santÃ©, Ã protÃ©ger l'environnement et Ã
promouvoir un dÃ©veloppement Ã©conomique durable. Il

est important de prendre en compte l'impact de nos
choix de consommation et d'opter pour des produits et
des pratiques plus durables. En travaillant ensemble,
nous pouvons crÃ©er un avenir meilleur pour nous-
mÃªmes et pour les gÃ©nÃ©rations futures.

Chapitre 28 : Les avantages de la gestion financiÃ¨re
saine pour rÃ©duire le stress

La gestion financiÃ¨re est un aspect crucial de la vie
quotidienne qui a un impact direct sur notre niveau de
stress. Lorsque nos finances sont en ordre, nous
pouvons Ã©viter de nombreux problÃ¨mes et
prÃ©occupations qui peuvent nous causer du stress.
Dans ce chapitre, nous explorerons les avantages d'une
gestion financiÃ¨re saine et comment elle peut nous
aider Ã rÃ©duire le stress.

Tout d'abord, une gestion financiÃ¨re saine nous
permet d'avoir une vision claire de notre situation
financiÃ¨re. Savoir exactement combien d'argent nous
avons, combien nous gagnons et combien nous dÃ©pensons
est essentiel pour prendre des dÃ©cisions Ã©clairÃ©es.
Lorsque nous sommes conscients de nos finances, nous
pouvons Ã©viter les surprises dÃ©sagrÃ©ables telles
que les dÃ©couverts bancaires ou les dettes
accumulÃ©es. Cette connaissance nous donne un
sentiment de contrÃ´le et nous permet de planifier
notre avenir en consÃ©quence.

Un autre avantage de la gestion financiÃ¨re saine est
la capacitÃ© Ã Ã©pargner et Ã investir pour
l'avenir. Lorsque nous avons une vision claire de nos
dÃ©penses et de nos revenus, nous pouvons commencer Ã
mettre de l'argent de cÃ´tÃ© pour les urgences ou les
projets Ã long terme. Avoir un fonds d'urgence peut
nous aider Ã faire face aux imprÃ©vus sans avoir Ã
emprunter de l'argent ou Ã nous endetter, ce qui
rÃ©duit considÃ©rablement notre niveau de stress. De
plus, pouvoir investir dans des placements sÃ»rs et
rentables nous permet de bÃ¢tir un patrimoine et de
prÃ©parer notre retraite, ce qui nous donne la
tranquillitÃ© d'esprit pour l'avenir.

Une gestion financiÃ¨re saine nous permet Ã©galement
de rÃ©duire les conflits et les tensions dans nos

relations. L'argent est souvent une source de stress
et de discordes dans les couples et les familles.
Lorsque chaque partie est consciente de la situation
financiÃ¨re et s'engage Ã la gÃ©rer de maniÃ¨re
responsable, cela crÃ©e un environnement de confiance
et de collaboration. Les discussions sur l'argent
deviennent plus faciles et les dÃ©cisions financiÃ¨res
peuvent Ãªtre prises en commun accord, ce qui rÃ©duit
les conflits et renforce les liens familiaux.

En plus de cela, une gestion financiÃ¨re saine nous
permet de vivre selon nos moyens et de rester en bonne
santÃ© financiÃ¨re. Lorsque nous dÃ©pensons plus que
ce que nous gagnons, nous nous retrouvons souvent dans
une situation de dette qui peut Ãªtre extrÃªmement
stressante. En revanche, lorsque nous sommes en mesure
de respecter un budget, de rÃ©duire nos dÃ©penses
superflues et de vivre en fonction de nos revenus,
cela nous permet d'Ã©viter les problÃ¨mes financiers
majeurs. Ãtre en bonne santÃ© financiÃ¨re signifie
Ã©galement que nous pouvons nous offrir des petits
plaisirs sans culpabiliser, car nous savons que nous
avons pris les mesures nÃ©cessaires pour atteindre nos
objectifs financiers Ã long terme.

Enfin, une gestion financiÃ¨re saine nous donne la
libertÃ© de faire des choix en fonction de nos valeurs
et de nos aspirations. Lorsque nous sommes en
contrÃ´le de nos finances, nous pouvons dÃ©cider
comment nous voulons allouer notre argent et ce qui
est important pour nous. Cela peut signifier choisir
de travailler moins et de passer plus de temps avec
nos proches, d'aider financiÃ¨rement une cause qui
nous tient Ã cÅur ou de rÃ©aliser nos rÃªves de
voyage. Cette libertÃ© de choix nous donne un
sentiment de satisfaction et de bien-Ãªtre, ce qui
rÃ©duit le stress et nous permet de vivre une vie plus
Ã©panouissante.

En conclusion, la gestion financiÃ¨re saine a de
nombreux avantages pour rÃ©duire le stress. Elle nous
permet d'avoir une vision claire de notre situation
financiÃ¨re, d'Ã©pargner et d'investir pour l'avenir,
de rÃ©duire les conflits dans nos relations, de vivre
selon nos moyens et de faire des choix en fonction de
nos valeurs. En prenant le temps de gÃ©rer nos

finances de maniÃ¨re responsable, nous pouvons Ã©viter
de nombreux problÃ¨mes financiers et prÃ©occupations
qui peuvent causer du stress. Une bonne gestion
financiÃ¨re est donc essentielle pour notre bien-Ãªtre
et notre tranquillitÃ© d'esprit.

Chapitre 29 : Les stratÃ©gies pour maintenir une vie
Ã©quilibrÃ©e entre travail et vie personnelle

De nos jours, de nombreuses personnes se retrouvent
confrontÃ©es Ã un dÃ©sÃ©quilibre entre leur vie
professionnelle et leur vie personnelle. Les exigences
du travail peuvent souvent empiÃ©ter sur le temps et
l'Ã©nergie que nous consacrons Ã nos relations, Ã
nos loisirs et Ã notre bien-Ãªtre gÃ©nÃ©ral.
Cependant, il est essentiel de trouver un Ã©quilibre
sain entre les deux pour prÃ©server notre santÃ©
mentale, nos relations et notre satisfaction globale.
Dans ce chapitre, nous allons explorer les stratÃ©gies
pour maintenir une vie Ã©quilibrÃ©e entre travail et
vie personnelle.

La premiÃ¨re stratÃ©gie consiste Ã Ã©tablir des
limites claires entre le travail et la vie
personnelle. Il est important de dÃ©finir des heures
de travail rÃ©guliÃ¨res et de s'efforcer de les
respecter autant que possible. Cela signifie Ã©viter
de rÃ©pondre aux e-mails professionnels tard le soir
ou de travailler pendant les jours de congÃ©. Fixer
des limites permet de maintenir une sÃ©paration claire
entre notre vie professionnelle et notre vie
personnelle, ce qui nous permet de nous ressourcer et
de nous consacrer Ã d'autres aspects importants de
notre vie.

Une autre stratÃ©gie consiste Ã Ã©tablir des
prioritÃ©s et Ã se concentrer sur l'essentiel. Il est
facile de se laisser submerger par les tÃ¢ches et les
responsabilitÃ©s professionnelles, mais il est
important de se rappeler que nous avons une vie en
dehors du travail. Prendre le temps de dÃ©terminer nos
prioritÃ©s et de consacrer du temps et de l'Ã©nergie
Ã ce qui compte vraiment pour nous nous permet de
maintenir un Ã©quilibre sain. Cela peut signifier dire
non Ã certaines tÃ¢ches ou dÃ©lÃ©guer certaines
responsabilitÃ©s afin de prÃ©server notre temps et

notre Ã©nergie pour les choses qui nous tiennent Ã
cÅ"ur.

Une troisiÃ¨me stratÃ©gie consiste Ã pratiquer
l'auto-soin et Ã prendre le temps de prendre soin de
nous-mÃªmes. Il est essentiel de prendre des pauses
rÃ©guliÃ¨res tout au long de la journÃ©e de travail
pour se dÃ©tendre et se ressourcer. Cela peut Ãªtre
aussi simple que de faire une promenade rapide, de
lire un livre ou de pratiquer des exercices de
respiration. En dehors du travail, il est important de
trouver des activitÃ©s qui nous permettent de nous
dÃ©tendre et de nous recharger. Cela peut inclure des
activitÃ©s physiques, des loisirs crÃ©atifs, du temps
passÃ© avec nos proches ou tout autre chose qui nous
apporte de la joie et de la dÃ©tente.

La quatriÃ¨me stratÃ©gie consiste Ã Ã©tablir des
frontiÃ¨res claires entre le travail et la vie
personnelle en utilisant la technologie de maniÃ¨re
consciente. La technologie nous permet d'Ãªtre
constamment connectÃ©s au travail, mais cela peut
aussi Ãªtre une source de stress et d'envahissement
constant. Il est important de dÃ©finir des rÃ¨gles
pour l'utilisation de la technologie, comme Ã©teindre
les notifications professionnelles en dehors des
heures de travail ou laisser son tÃ©lÃ©phone portable
dans une autre piÃ¨ce pendant les moments de dÃ©tente.
En Ã©tablissant ces frontiÃ¨res claires, nous nous
donnons la possibilitÃ© de nous dÃ©connecter et de
nous concentrer sur notre vie personnelle.

Une cinquiÃ¨me stratÃ©gie consiste Ã communiquer nos
besoins et nos limites Ã notre employeur et Ã nos
collÃ¨gues. Il est important de faire savoir Ã notre
employeur et Ã nos collÃ¨gues ce qui est important
pour nous en termes de vie personnelle et de trouver
des compromis qui nous permettent de maintenir un
Ã©quilibre sain. Cela peut inclure des horaires de
travail flexibles, des jours de congÃ©
supplÃ©mentaires ou d'autres arrangements qui
rÃ©pondent Ã nos besoins. La communication ouverte et
honnÃªte est essentielle pour maintenir une vie
Ã©quilibrÃ©e entre le travail et la vie personnelle.

Enfin, il est important de prendre du recul et de rÃ©Ã©valuer rÃ©guliÃ¨rement notre Ã©quilibre entre le travail et la vie personnelle. Les besoins et les prioritÃ©s Ã©voluent avec le temps, il est donc essentiel de prendre du temps pour rÃ©flÃ©chir Ã ce qui fonctionne pour nous et Ã ce qui ne fonctionne pas. Cela peut signifier prendre des pauses rÃ©guliÃ¨res pour Ã©valuer notre niveau de stress, nos relations et notre satisfaction globale. Si nous constatons que nous sommes constamment dÃ©bordÃ©s ou que notre vie personnelle est nÃ©gligÃ©e, il peut Ãªtre nÃ©cessaire de revoir nos prioritÃ©s et de prendre des mesures pour rÃ©tablir l'Ã©quilibre.

En conclusion, maintenir une vie Ã©quilibrÃ©e entre le travail et la vie personnelle est essentiel pour notre bien-Ãªtre et notre satisfaction globale. En Ã©tablissant des limites claires, en Ã©tablissant des prioritÃ©s, en pratiquant l'auto-soin, en utilisant la technologie de maniÃ¨re consciente, en communiquant nos besoins et nos limites, et en rÃ©Ã©valuant rÃ©guliÃ¨rement notre Ã©quilibre, nous pouvons rÃ©duire le stress et prÃ©server notre santÃ© mentale et nos relations. Prendre le temps de trouver cet Ã©quilibre est une Ã©tape importante vers une vie Ã©panouissante et satisfaisante.

Chapitre 30 : Conclusion et conseils pratiques pour vivre sainement au XXIe siÃ¨cle

Dans ce livre, nous avons explorÃ© divers aspects de la vie quotidienne et comment ils peuvent affecter notre bien-Ãªtre et notre santÃ© mentale. Au XXIe siÃ¨cle, nous sommes confrontÃ©s Ã de nombreux dÃ©fis et pressions qui peuvent avoir un impact nÃ©gatif sur notre qualitÃ© de vie. Cependant, il existe des stratÃ©gies et des conseils pratiques que nous pouvons mettre en Å"uvre pour vivre sainement et trouver l'Ã©quilibre dans notre vie moderne. Dans ce dernier chapitre, nous allons rÃ©capituler les principaux points abordÃ©s tout au long de ce livre et offrir des conseils pratiques pour vivre sainement au XXIe siÃ¨cle.

Tout d'abord, nous avons soulignÃ© l'importance de la gestion du stress. Le stress est omniprÃ©sent dans

notre sociÃ©tÃ© moderne et peut avoir un impact
considÃ©rable sur notre santÃ© et notre bien-Ãªtre. Il
est essentiel de trouver des moyens efficaces de
gÃ©rer et de rÃ©duire le stress dans notre vie
quotidienne. Cela peut inclure des techniques de
relaxation, comme la mÃ©ditation ou le yoga,
l'exercice rÃ©gulier, le maintien de relations saines
et de soutien, ainsi que la recherche d'un Ã©quilibre
entre le travail et la vie personnelle.

Ensuite, nous avons discutÃ© de l'importance d'une
alimentation Ã©quilibrÃ©e. La nourriture que nous
consommons a un impact direct sur notre santÃ©
physique et mentale. Il est essentiel de privilÃ©gier
une alimentation riche en fruits, lÃ©gumes, grains
entiers, protÃ©ines maigres et graisses saines.
Ã‰viter les aliments transformÃ©s, riches en sucres et
en gras saturÃ©s, peut contribuer Ã maintenir un
poids santÃ©, Ã amÃ©liorer notre Ã©nergie et Ã
renforcer notre systÃ¨me immunitaire.

Nous avons Ã©galement abordÃ© l'importance de
l'activitÃ© physique. L'exercice rÃ©gulier est
essentiel pour maintenir une bonne santÃ© physique et
mentale. Il peut aider Ã rÃ©duire le stress, Ã
amÃ©liorer notre humeur, Ã renforcer notre systÃ¨me
immunitaire et Ã prÃ©venir certaines maladies
chroniques. Trouver une activitÃ© physique que nous
apprÃ©cions et que nous pouvons intÃ©grer dans notre
routine quotidienne est essentiel pour maintenir une
vie saine.

En plus de cela, nous avons soulignÃ© l'importance du
sommeil de qualitÃ©. Le sommeil est essentiel pour
notre bien-Ãªtre gÃ©nÃ©ral et notre capacitÃ© Ã faire
face aux dÃ©fis de la vie quotidienne. Il est
recommandÃ© d'avoir une routine de sommeil
rÃ©guliÃ¨re, de crÃ©er un environnement propice au
sommeil et de pratiquer des techniques de relaxation
avant de se coucher. Un sommeil de qualitÃ© peut
amÃ©liorer notre concentration, notre humeur, notre
systÃ¨me immunitaire et notre capacitÃ© Ã gÃ©rer le
stress.

Un autre aspect important de la vie saine au XXIe
siÃ¨cle est la gestion de notre temps. Nous vivons

dans une sociÃ©tÃ© oÃ¹ le temps est une ressource
prÃ©cieuse et oÃ¹ nous sommes souvent surchargÃ©s de
tÃ¢ches et d'obligations. Il est essentiel de dÃ©finir
des prioritÃ©s claires, d'Ã©tablir des limites et de
pratiquer une gestion efficace du temps. Cela peut
inclure la planification de notre journÃ©e, la
dÃ©lÃ©gation de tÃ¢ches, la pratique de la
concentration et la recherche d'un Ã©quilibre entre le
travail et la vie personnelle.

Enfin, nous avons soulignÃ© l'importance des relations
saines et du soutien social. Les liens que nous
entretenons avec les autres sont essentiels pour notre
bien-Ãªtre et notre Ã©panouissement. Il est important
de cultiver des relations positives, de communiquer
ouvertement et honnÃªtement, de rechercher le soutien
et l'Ã©coute des autres et de prendre le temps de
nourrir nos relations.

Pour conclure, vivre sainement au XXIe siÃ¨cle demande
un engagement et des efforts constants. Cela
nÃ©cessite de trouver un Ã©quilibre entre le travail
et la vie personnelle, de gÃ©rer le stress, de
maintenir une alimentation Ã©quilibrÃ©e, de pratiquer
une activitÃ© physique rÃ©guliÃ¨re, de dormir
suffisamment, de gÃ©rer efficacement notre temps et de
cultiver des relations saines. En plus de ces
principales stratÃ©gies, voici quelques conseils
pratiques supplÃ©mentaires pour vivre sainement au
XXIe siÃ¨cle :

1.   Limitez votre exposition aux Ã©crans : Passer trop
     de temps devant un Ã©cran peut nuire Ã votre
     santÃ© mentale et physique. Essayez de limiter
     votre temps d'Ã©cran et de prendre des pauses
     rÃ©guliÃ¨res pour protÃ©ger vos yeux et rÃ©duire
     votre stress.

2.   Pratiquez la gratitude : Prendre le temps chaque
     jour pour exprimer de la gratitude peut amÃ©liorer
     votre bien-Ãªtre et votre satisfaction gÃ©nÃ©rale.
     Faites une liste des choses pour lesquelles vous
     Ãªtes reconnaissant et essayez de vous concentrer
     sur les aspects positifs de votre vie.

3. Trouvez des moyens de vous dÃ©tendre : Identifiez
    des activitÃ©s qui vous aident Ã vous dÃ©tendre
    et Ã vous ressourcer. Cela peut inclure la
    lecture, la mÃ©ditation, le jardinage, l'Ã©coute
    de musique relaxante ou tout autre passe-temps qui
    vous apporte de la joie et de la dÃ©tente.

4. Ã‰tablissez des objectifs rÃ©alistes : Fixez-vous
    des objectifs rÃ©alistes et atteignables pour
    vous-mÃªme. Cela peut Ãªtre dans tous les domaines
    de votre vie, que ce soit sur le plan
    professionnel, personnel, physique ou Ã©motionnel.
    Avoir des objectifs clairs peut vous aider Ã
    rester motivÃ© et Ã vous sentir accompli.

5. Prenez soin de votre santÃ© mentale : Consacrez du
    temps et de l'Ã©nergie Ã votre santÃ© mentale.
    Cela peut inclure la recherche d'un soutien
    professionnel, la pratique de techniques de
    gestion du stress, la participation Ã des
    activitÃ©s qui vous apportent de la joie et
    l'Ã©tablissement de limites saines dans vos
    relations.

6. Cultivez des habitudes saines de gestion
    financiÃ¨re : Prenez le temps de vous organiser
    financiÃ¨rement et de planifier vos dÃ©penses.
    Ã‰tablissez un budget rÃ©aliste, Ã©conomisez de
    l'argent et Ã©vitez les dettes excessives. Une
    gestion financiÃ¨re saine peut rÃ©duire le stress
    et vous aider Ã atteindre vos objectifs
    financiers Ã long terme.

7. Faites preuve de bienveillance envers vous-mÃªme :
    Apprenez Ã vous pardonner et Ã vous traiter avec
    compassion. Nous sommes tous humains et nous
    faisons tous des erreurs. Soyez gentil avec vous-
    mÃªme et Ã©vitez de vous juger trop durement.

En suivant ces conseils pratiques et en mettant en
Å"uvre les stratÃ©gies que nous avons discutÃ©es tout
au long de ce livre, vous serez en mesure de vivre une
vie saine et Ã©quilibrÃ©e au XXIe siÃ¨cle. N'oubliez
pas que la clÃ© est de trouver ce qui fonctionne le
mieux pour vous et de prendre des mesures concrÃ¨tes
pour atteindre vos objectifs. Vous mÃ©ritez de vivre

une vie Ã©panouissante et saine, alors commencez dÃ¨s
aujourd'hui !